执业药师考试考点速记突破胜经系列丛书

中药学综合知识与技能

田磊 编著

中国中医药出版社
·北 京·

图书在版编目（CIP）数据

中药学综合知识与技能 / 田磊编著. —北京：中国中医药
出版社，2018.1

（执业药师考试考点速记突破胜经系列丛书）

ISBN 978 – 7 – 5132 – 4537 – 1

Ⅰ. ①中… Ⅱ. ①田… Ⅲ. ①中药学 – 资格考试 – 自学
参考资料 Ⅳ . ① R28

中国版本图书馆CIP数据核字（2017）第252002号

中国中医药出版社出版

北京市朝阳区北三环东路 28 号易亨大厦 16 层

邮政编码 100013

传真 010-64405750

廊坊市晶艺印务有限公司印刷

各地新华书店经销

开本 787 × 1092 1/32 印张 6.5 字数 109 千字

2018 年 1 月第 1 版 2018 年 1 月第 1 次印刷

书号 ISBN 978 – 7 – 5132 – 4537 – 1

定价 39.00 元

网址 www.cptcm.com

社 长 热 线 010–64405720

购 书 热 线 010–89535836

侵 权 打 假 010–64405753

微信服务号 zgzyycbs

微商城网址 https://kdt.im/LIdUGr

官方微博 http://e.weibo.com/cptcm

天猫旗舰店网址 https://zgzyycbs.tmall.com

如有印装质量问题请与本社出版部联系（010-64405510）

前　言

国家执业药师资格考试具有专业性强、知识面广、系统性差、考点散、难点多的特点，让广大考生深感棘手。为满足广大考生的备考需求，编者在详细研读教材内容，深入领会考试大纲的基础上，依据《国家执业药师考试指南》编写了《执业药师考试考点速记突破胜经系列丛书》。

该丛书包括《中药学专业知识（一）》《中药学专业知识（二）》《中药学综合知识与技能》《药学专业知识（一）》《药学专业知识（二）》《药学综合知识与技能》《药事管理与法规》七个分册，每册内容详尽，针对性强，有利于考生全面系统地掌握教材内容，深入理解重点、难点，为广大考生备考起到事半功倍之效。

本丛书的主要特点如下：

1. 覆盖全面

本丛书覆盖大纲规定的全部知识点，对重点、难点进行了系统的归纳和总结，有利于考生全面系统地消化理解各专业知识，提高综合应试能力。

2. 重点突出

本丛书紧紧围绕考试大纲，对大纲要求了解、掌握、熟悉的知识点进行了全面而有层次的梳理，易记易学，有助于考生将考点了然于心。

3. 结构清晰

本丛书是编者对"考试大纲"和"考试教材"反复研读凝炼而成，凝聚了编者十余年的执业药师考前辅导经验，对考点进行了全面系统的归纳，配以表格等形式展示重点和难点，简明直观地突出各章节知识点，帮助考生快捷掌握重要的和易混淆的内容，以强化和巩固考生对知识点的掌握。

编　者

2017 年 12 月

目　录

第一章　中医基础理论

第一节　中医学的基本特点

中医学理论体系的主要特点：**一是整体观念，二是辨证论治。**

考点1★★　整体观念

人是一个有机的整体。

人与自然环境的统一性。

人与社会环境的统一性。

考点2★★★　辨证论治

1.症、病、证的概念

（1）症，指疾病的外在表现，即症状。

（2）病，疾病的简称，指有特定的致病因素、发病规律和病理演变的异常病变过程，具有特定的症状和体征。

（3）证，是机体在疾病发展过程中某一阶段的病理概括，能够反映疾病发展过程中某一阶段的病理变化的本质。

2."同病异治"与"异病同治"

（1）"同病异治"，是指同一种疾病，所表现的证不同，因而治法就各异。

（2）"异病同治"，是指不同的疾病，出现了相同的病机，因而可以采用同一种方法来治疗。

"证同治亦同，证异治亦异"。

第二节　阴阳学说

考点1★★★　阴阳的属性

阳：剧烈运动的、外向的、上升的、温热的、明亮的，或属于功能方面。

阴：相对静止的、内守的、下降的、寒冷的、晦暗的，或属于有形的物质方面。

考点2★★　阴阳的相互关系

1.阴阳的对立制约　阴与阳相互制约和相互消长的结果，取得了统一，即取得了动态平衡，称之为"阴平阳秘"。

2.阴阳的互根互用　即阴阳相互依存关系。所谓"阳根于阴，阴根于阳，无阳则阴无以生，无阴则阳无以化"。

3. 阴阳的消长平衡　阴阳的消长平衡，是事物运动变化的量变形式。

4. 阴阳的相互转化　在一定的条件下，阴阳可相互转化，表现为事物变化的"物极"阶段。阴阳转化是在量变基础上的质变。

考点3 ★★★　阴阳学说的临床应用

1. 在疾病诊断中的应用　阴阳是八纲辨证的总纲，表证、实证、热证属于阳证；里证、虚证、寒证属于阴证。

2. 在疾病治疗中的应用

（1）确定治疗原则：阴阳失调的基本病机是阴阳偏盛和阴阳偏衰。

阴阳偏盛的治疗原则是"损其有余""实则泻之""热者寒之""寒者热之"。

阴阳偏衰的治疗原则是"补其不足""虚则补之""壮水之主，以制阳光"（阳病治阴）、"益火之源，以消阴翳"（阴病治阳）。

（2）归纳药物的性能

	阴	阳
药性	寒凉（凉次于寒）	温热（温次于热）
五味	酸、苦、咸	辛、甘、淡
升降浮沉	沉降	升浮

第三节　五行学说

考点1★★★　五行与五行学说

1. 五行的特性

木曰曲直	具有生长、升发、条达舒畅等作用的事物
火曰炎上	具有温热、升腾等作用的事物
土爰稼穑	具有生化、承载、受纳等作用的事物
金曰从革	具有清洁、肃降、收敛等作用的事物
水曰润下	具有寒凉、滋润、向下运行等作用的事物

2. 五行的分类

五行		木	火	土	金	水
人体	五脏	肝	心	脾	肺	肾
	五腑	胆	小肠	胃	大肠	膀胱
	五官	目	舌	口	鼻	耳
	五体	筋	脉	肉	皮毛	骨
	五志	怒	喜	思	悲	恐
	五液	泪	汗	涎	涕	唾
	五脉	弦	洪	缓	浮	沉

续表

五行		木	火	土	金	水
自然界	五季	春	夏	长夏	秋	冬
	五方	东	南	中	西	北
	五气	风	暑	湿	燥	寒
	五化	生	长	化	收	藏
	五色	青	赤	黄	白	黑
	五味	酸	苦	甘	辛	咸
	五音	角	徵	宫	商	羽

考点2 ★★★　五行的生克乘侮

1. 五行的相生相克

（1）五行相生："生我"者为"母"，"我生"者为"子"，又可称"母子"关系。

木生火，火生土，土生金，金生水，水生木。

（2）五行相克："克我"者为"所不胜"，"我克"者为"所胜"。

木克土，土克水，水克火，火克金，金克木。

2. 五行的相乘相侮（异常相克现象）

（1）五行相乘：指五行的某一行对所胜一行克制太过。

原因有二：其一，太过所致相乘，如"木乘土"；其二，不及所致相乘，如"土虚木乘"。

（2）五行相侮：指五行的某一行对所不胜一

行进行反向克制，又称"反侮"或"反克"。

原因有二：其一，太过所致相侮，如"木亢侮金"；其二，不及所致相侮，如"木虚土侮"。

考点 3 ★★　五行学说的临床应用

1. 在疾病诊断中的应用

（1）阐释疾病传变：相生关系的传变包括"母病及子"与"子病及母"两个方面；相克关系的传变包括"相乘"和"相侮"两个方面。

（2）指导疾病诊断

1）诊断本脏病：如面见青色，喜食酸味，脉见弦象，诊断为肝病。

2）诊断疾病传变：如脾虚病人，脉见缓象，而面见青色，为木来乘土。

2. 在疾病治疗中的应用

（1）根据相生规律确定的治法：滋水涵木法、培土生金法、金水相生法、益火补土法等。

（2）根据相克规律确定的治法：抑木扶土法、培土制水法、佐金平木法、泻南补北法等。

第四节 藏象

考点1★★★ 五脏的生理功能

五脏主藏精气，以藏为主，藏而不泻。

六腑传化水谷，传化物而不藏。

藏象学说的主要特点是以五脏为中心的整体观，体现在以五脏为中心的人体自身整体性及五脏与外界环境的统一性两个方面。

五脏	生理功能
心 五脏六腑之大主	主血脉 主神明
肺 华盖、娇脏	主气，司呼吸 主宣发与肃降 主通调水道 朝百脉，主治节
脾 后天之本、气血生化之源	主运化 主统血
肝 刚脏	主疏泄 主藏血
肾 先天之本、脏腑阴阳之本	藏精，主生长、发育与生殖 主水 主纳气

考点2 ★★★　五脏之间的关系

心与肺	心主血与肺主气，心主行血与肺主呼吸，靠"宗气"联结
心与脾	血液的生成和运行
心与肝	血液与神志方面的依存与协同
心与肾	水火既济，心肾相交
肺与脾	气的生成和津液的输布代谢
肺与肝	气机的调节
肺与肾	津液代谢和呼吸运动，"肺为气之主，肾为气之根"
肝与脾	饮食物的消化和血液生成、贮藏及运行
肝与肾	精血同源、藏泻互用及阴阳互资
脾与肾	先天后天相辅相成和津液代谢

考点3 ★★★　五脏与志、液、体、华、窍的关系

五脏	心	肺	肝	脾	肾
五体	脉	皮	筋	肌肉	骨
五华	面	毛	爪	唇	发
五官九窍	舌	鼻	目	口	耳和二阴
五志	喜	悲忧	怒	思	惊恐
五液	汗	涕	泪	涎	唾

考点 4 ★　六腑的生理功能

六腑	生理功能
胆	贮藏和排泄胆汁，以助饮食物的消化 主决断
胃	受纳与腐熟水谷，"太仓""水谷之海"，主通降，以降为和
小肠	受盛、化物和泌别清浊，"小肠主液"
大肠	传化糟粕，并吸收部分水液，"大肠主津"
膀胱	贮尿和排尿（膀胱的开合度依赖于肾气的推动和固摄作用调节）
三焦	主持诸气，为元气运行的通路和水液运行的通道 "孤府""上焦如雾""中焦如沤""下焦如渎"

考点 5 ★★　奇恒之腑

奇恒之腑，即脑、髓、骨、脉、胆、女子胞。

1. 脑的生理功能　"脑为元神之府"。

2. 脑与五脏的关系　"心藏神，肺藏魄，肝藏魂，脾藏意，肾藏志"。

精神情志活动的认识与心、肝、肾三脏的联系更为密切。

考点 6 ★　五脏与六腑的关系

1. 脾与胃的关系

（1）纳运协调。

（2）升降相因：脾气主升，胃气主降。

（3）燥湿相济：脾属阴喜燥而恶湿，胃属阳喜润而恶燥。

2.肝与胆的关系

（1）胆汁来源于肝之余气，胆汁的正常排泄和发挥作用，又依靠肝的疏泄功能。

（2）肝主疏泄，调畅情志，胆主决断，与人之勇怯相关。

第五节　生命活动的基本物质

考点1 ★★★　气

1.气的生成　气来源于父母先天之精气、后天饮食物中的水谷精微以及从自然界吸入的清气。与肾、脾胃、肺等脏腑的生理功能密切相关。

2.气的分类

分类	生理功能
元气（原气）	推动和促进人体的生长发育，温煦和激发各脏腑、经络等组织器官的生理活动。元气是人体生命活动的原动力，是维持人体生命活动的最基本的物质
宗气（气海、膻中）	上走息道以行呼吸，贯注心脉以行气血。临床常以心尖搏动部位（虚里）的搏动状况和脉象来了解宗气的盛衰
营气（荣气、营阴）	营养人体和化生血液。营气守于内而属阴

续表

分类	生理功能
卫气 （卫阳）	护卫肌表，防御外邪入侵。 温养脏腑、肌肉、皮毛等。 调节控制汗孔开合和汗液排泄，以维持体温相对恒定。 卫气卫于外而属阳

3.气的功能

（1）推动作用。

（2）温煦作用。

（3）防御作用。

（4）固摄作用。

（5）气化作用。

4.气的运行　又称作"气机"，"升降出入"是气运动的基本形式。

考点2 ★　血

1.血的生成　血液化生的基础物质：水谷精微和肾精。

2.血的运行　依靠气的推动与固摄作用（心、肺、肝、脾）。

3.血的功能　营养和滋润全身，又是精神活动的主要物质基础。

4.气与血的关系

（1）气为血之帅：气能生血，气能行血，气能摄血。

（2）血为气之母：血能载气，血能生气。

考点3 ★　津液

1.津液的分布

（1）质地较清稀，流动性较大，布散于体表皮肤、肌肉和孔窍，并能渗注于血脉，起滋润作用的，称为津。

（2）质地较稠厚，流动性较小，灌注于骨节、脏腑、脑、髓等组织，起濡养作用的，则称为液。

2.津液的代谢　津液的输布和排泄是通过脾的转输、肺的宣降和肾的蒸腾气化，以三焦为通道而实现。

3.津液的功能

（1）滋润和濡养作用。

（2）化生血液。

（3）运输代谢废料。

第六节 经络

考点1★ 经络系统的组成

人体的经络系统由经脉（十二正经、十二经别和奇经八脉，是经络系统的主干），络脉（经脉的分支，即别络、浮络、孙络），以及其连属组织（经筋、皮部）组成。

考点2★★★ 十二经脉

十二经脉的名称，即是结合了阴阳、手足及脏腑等三方面要素。

1. 走向和交接规律

（1）十二经脉的走向规律

1）手三阴经，从胸走手；手三阳经，从手走头。

2）足三阳经，从头走足；足三阴经，从足走腹。

（2）十二经脉的交接规律

1）相为表里的阴经与阳经在四肢部交接。

2）同名的手、足阳经在头面部相接。

3）手、足阴经在胸部交接。

2. 流注次序 肺经→大肠经→胃经→脾经→心经→小肠经→膀胱经→肾经→心包经→三焦经

→胆经→肝经

歌诀：肺大胃脾心小肠，膀肾胞焦胆肝襄。

考点3 ★★★　奇经八脉

1. 奇经八脉的作用

（1）进一步密切了十二经脉之间的联系。

（2）调节十二经脉之气血。

（3）参与人体生殖及脑髓功能的调节。

2. 督脉、任脉、冲脉、带脉的基本功能

	基本功能
督脉	阳脉之海；与脑、髓和肾的功能有关
任脉	阴脉之海；主持妊养胞胎
冲脉	十二经脉之海、血海；促进生殖，并同月经有联系
带脉	约束纵行诸经；主司妇女的带下

考点4 ★　经络的生理功能

1. 沟通联络作用

（1）脏腑同外周肢节之间的联系。

（2）脏腑同官窍之间的联系。

（3）脏腑之间的联系。

（4）经脉与经脉之间的联系。

2. 运输气血作用

3. 感应传导作用

4.调节功能作用

第七节 体质

考点1★★★ 体质的构成要素与分类

1.体质的构成要素 形态结构、生理功能和心理状态三个方面的差异性所构成，其中的形态结构、生理功能决定着体质的特性。

2.体质的分类

	体质特征	用药规则
平和质	强健壮实、功能比较协调的体质类型。不易感受外邪，平素患病较少，即使患病，易治愈，康复亦快，有时可不药而愈，易获长寿	
偏阳质	具有代谢相对亢奋、身体偏热、多动、好兴奋等特征。对风、暑、热、燥等阳邪具有易感性，外感发病后多为热证、实证，易从阳化热伤阴。容易发生眩晕、头痛、心悸、失眠及出血等病证	宜凉润，忌辛香燥热
偏阴质	具有代谢相对抑制、身体偏寒、喜静少动等特征。对寒、湿等阴邪具有易感性，受邪发病后多表现为寒证、虚证；容易发生湿滞、水肿、痰饮、瘀血等病证	宜温，忌苦寒

考点2★ 体质学说的应用

1.指导养生防病

2. 指导辨证治疗

第八节　病因

考点1★★★　六淫

1. 六淫致病的共同特点　外感性；季节性；地域性；相兼性。

2. 六淫的性质及致病特点

六淫	性质及致病特点
风	属阳邪，其性开泄，易袭阳位。 善行而数变。 百病之长
寒	属阴邪，易伤阳气。 寒性凝滞，主痛。 寒性收引
暑	属阳邪，其性炎热。 暑性升散，耗气伤津。 多夹湿
湿	属阴邪，易阻遏气机，损伤阳气。 湿性重浊，常可见头重如裹，周身困重。 湿性黏滞。 湿性趋下，易伤阴位
燥	燥性干涩，易伤津液。 易伤肺
火	属阳邪，其性炎上。 易伤津耗气。 易生风动血。 易发肿疡

考点2 ★ 疫疠邪气

致病特点：
发病急骤，病情较重；
一气一病，症状相似；
传染性强，易于流行。

考点3 ★★ 七情内伤

七情	直接伤及内脏	影响气机
怒	肝	怒则气上
喜	心	喜则气缓
思	脾	思则气结
悲忧	肺	悲则气消
惊恐	肾	惊则气乱，恐则气下

考点4 ★★ 饮食与劳逸失常

饮食不节	过饥	气血化生无源，气血得不到足够的补充，日久即可导致脏腑功能衰弱而为病，或因正气不足，抗病无力，继发他病
	过饱	饮食太多，或暴饮暴食，超过脾胃助消化能力，则会损伤脾胃之气
饮食不洁		因进食不清洁的食物，引起胃肠疾病和肠道寄生虫病。 若进食腐败变质或有毒食物，则可出现剧烈腹痛、吐泻等中毒症状，严重者可出现昏迷或死亡

续表

饮食偏嗜	寒热偏嗜	多食生冷寒凉之物，可以损伤脾胃阳气，使寒湿内生，发生腹痛、泄泻等证。 多食油煎温热之物，可以损伤脾胃阴液，使肠胃积热，发生口渴、口臭、嘈杂易饥、便秘等证
	五味偏嗜	多食肥甘厚味，易生痰、化热，发生眩晕、胸痹、昏厥、痈疡等病证。 嗜好饮酒，或恣食辛辣，不仅可以损伤脾胃之阴液，而且饮酒过量，能致中毒昏迷；缺乏某些必要的营养可致脚气病、瘿瘤、夜盲、佝偻病等
劳逸失常	过度劳累	劳力过度
		劳神过度
		房劳过度
	过度安逸	

考点 5 ★★★ 痰饮

1. 痰饮的形成 水液代谢障碍所形成的病理产物。

有形之痰饮，是指视之可见，触之可及或听之有声的痰或饮而言；其中以黏稠者为痰；以清稀者为饮。

无形之痰饮，是指有痰饮的病理表现，如头目眩晕、恶心呕吐、气短、心悸或癫狂、昏不识人等，但却视之不见，触之无物。

2. 痰饮的致病特点 "百病多由痰作祟"。

	致病特点
痰证	痰滞在肺——喘咳咯痰 痰阻于心，血行不畅——胸闷心悸 痰迷心窍——神昏、痴呆 痰火扰心——癫狂 痰停于胃，胃失和降——恶心呕吐、胃脘痞满 痰留经络筋骨——瘰疬痰核、肢体麻木，或半身不遂，或成阴疽流注 痰浊上犯于头——眩晕、昏瞀 痰与气凝结咽喉——梅核气
饮证	饮留肠间——肠鸣沥沥有声 饮留胸胁——胸胁胀满、咳唾引痛 饮在胸膈——胸闷、咳喘、不能平卧，其形如肿 饮溢肌肤——肌肤水肿、无汗、身体痛重

考点6 ★★ 瘀血

1. 瘀血的形成

（1）由于气虚、气滞、血寒、血热等原因，使血行不畅而瘀滞。

（2）由于内外伤，或气虚失摄，或血热妄行等原因，引起血离经脉，积存于体内而形成瘀血。

2. 瘀血的致病特点

（1）疼痛：多刺痛，痛处固定不移，拒按，夜间痛甚。

（2）肿块：外伤肌肤局部，可见青紫肿胀；积于体内，久聚不散，则形成癥积，按之有痞块，固定不移。

（3）出血：血色多呈紫暗色，并伴有血块。望诊可见到面色黧黑、肌肤甲错、唇甲青紫、舌色紫暗或有瘀点或舌下静脉曲张等。切诊多见细涩、沉弦或结代等脉象。

瘀血是疾病过程中所形成的病理产物，又是某些疾病的致病因素。

第九节　发病与病机

考点1★　发病

正气不足是发病的内在根据。

邪气对疾病的发生也是一个重要的条件。

考点2★★　邪正盛衰的病机

1. 邪正盛衰与虚实变化

（1）实，即指邪气亢盛。

（2）虚，即指正气不足。

2. 邪正盛衰与疾病的转归

由实转虚	疾病失治或治疗不当，以致病邪久留，损伤人体正气
因虚致实	正气不足，无力驱邪，或正虚，而内生水湿、痰饮、瘀血等病理产物的凝结阻滞

续表

虚实夹杂	实中夹虚	邪实为主，兼见正气虚损
	虚中夹实	正虚为主，兼夹邪实
虚实真假	真实假虚	实邪结聚，阻滞经络，气血不能外达 "大实有羸状"
	真虚假实	脏腑的气血不足，运化无力 "至虚有盛候"

考点3 ★★ 阴阳失调

阴阳盛衰	阴阳偏盛 邪气盛则实	阳偏盛	实热证 "阳胜则热""阳胜则阴病"
		阴偏盛	实寒证 "阴胜则寒""阴胜则阳病"
	阴阳偏衰 精气夺则虚	阳偏衰	虚寒证 "阳虚则阴盛""阳虚则寒"
		阴偏衰	虚热证 "阴虚则阳亢""阴虚则热"
阴阳互损	阴损及阳	在阴虚的基础上，继而导致阳虚	
	阳损及阴	在阳虚的基础上，继而导致阴虚	
阴阳格拒	阴盛格阳	阴寒之邪壅盛于内，逼迫阳气浮越于外，属真寒假热之证	
	阳盛格阴	邪热过盛，深伏于里，阳气被遏，郁闭于内，不能外透布达于肢体，属真热假寒之证	

续表

阴阳亡失	亡阳	多见冷汗淋漓、肌肤手足逆冷、精神疲惫、神情淡漠，甚则见昏迷、脉微欲绝等症状
	亡阴	多见汗出不止、汗热而黏、手足温和、喘渴烦躁，或昏迷谵妄、身体干瘪、皮肤皱褶、目眶深陷、脉疾躁无力等症状

考点4 ★★★ 气血津液失调

气	气不足	"气虚"，指元气耗损，功能失调，脏腑功能衰退、抗病能力下降的病理状态
	气行失常	气的升降出入运行失常，而引起的气滞、气逆、气陷、气闭和气脱等病理变化
血	血不足	"血虚"，指血液不足或血的濡养功能减退的病理状态
	出血	血液不循常道，流出脉外的病理状态。其因外伤出血、气虚失血、血热妄行等
	血瘀	血液循行迟缓或不流畅的病理状态。气滞血行受阻，或气虚血运迟缓，或痰浊阻于脉络，或寒邪入血，或邪热煎熬血液等，均可形成血瘀，甚则血液瘀结而成瘀血
津液	津液不足	一系列干燥失润的病理状态
	输布障碍	津液得不到正常的输布，导致津液环流迟缓，或在体内某一局部发生滞留，因而津液不化，水湿内生、酿痰成饮
	排泄障碍	津液转化为汗液和尿液的功能减退，而致水液潴留，上下溢于肌肤而为水肿。导致津液输布、排泄障碍，主要涉及肺的宣发肃降、脾的运化散精、肝的疏泄条达、肾的蒸腾气化和三焦的水道是否通利

第十节　预防与康复

考点1★★★　预防

所谓治未病，包括未病先防和既病防变两个方面。

1.未病先防的原则和方法

（1）培养正气，提高抗病能力

1）重视精神调养。

2）加强身体锻炼。

3）注意生活起居。

4）人工免疫。

（2）消灭病邪，防止邪气侵害

1）药物杀灭病邪。

2）讲究卫生。

3）避免病邪侵害。

4）防范各种外伤。

2.既病防变的基本措施

（1）早期诊治。

（2）控制疾病的传变。

考点2★★★　康复

1.康复的原则

（1）形神共养

1）养形重在养精血保胃气。

2）养神重在调神护神。

（2）调养气血阴阳

1）调养气血。

2）调整阴阳。

3）协调脏腑。

4）疏通经络。

2. 常用康复疗法

（1）药物康复和康复器械辅助疗法。

（2）针灸推拿气功康复法。

（3）体育娱乐康复法。

（4）自然康复法。

第二章 中医诊断基础

第一节 中医诊断学概述

考点1★ 中医诊断学的主要内容

包括四诊、八纲、辨证、疾病诊断、症状鉴别和病案撰写。

考点2★ 基本原则

1. 审内察外，整体统一。
2. 四诊合参。
3. 辨证求因，审因论治。

第二节 四诊

考点1★★★ 望诊

1. 望神的临床表现和意义 神以精气为基础，故精气充盛则神旺，而精气表现于两目比较突出。

有神、得神	两眼灵活，明亮有神，鉴识精明，神志清楚，反应灵敏，语言清晰。表示正气未伤，脏腑功能未衰，预后亦多良好
失神	目光晦暗，瞳仁呆滞，精神萎靡，反应迟钝，呼吸气微，甚至神志昏迷，循衣摸床，撮空理线，或猝倒而目闭口开、手撒、遗尿等。表示正气已伤，病情严重，预后不好
假神	见于久病、重病、精气极度衰弱的患者，原来不欲言语，语声低弱，时断时续，突然转为言语不休者，原来精神极度衰颓，意识不清，突然精神转"佳"者，原来面色十分晦暗，忽然两颧发红如妆者，为阴阳格拒，阴不敛阳，欲将离决的虚假现象。又称"回光返照"或"残灯复明"
神乱	神志异常，常见于癫、狂、痫的病人

2. 望色的临床表现和意义

	常见病证
白色	虚寒证 失血证
赤色	热证
黄色	虚证 湿证
青色	寒证 痛证 瘀血证 惊风证
黑色	肾虚 水饮证 瘀血证

3.望形体、头面的主要内容和临床意义

（1）望形体强、弱、肥、瘦的主要内容及临床意义

1）凡形体肥胖，肤白无华，精神不振者，即"形盛气虚"，多为阳气不足之证。

2）凡形瘦肌削，面色苍黄，胸廓狭窄，皮肤干焦，多为阴血不足之证。

（2）望姿态异常的主要内容及临床意义："阳主动，阴主静"，喜动者属阳，喜静者属阴。

如病人卧位，身轻自能转侧，面常向外，多为阳、热、实证；身重难于转侧，面常向里，精神萎靡者，多为阴、寒、虚证；若病人卧时仰面伸足，常揭去衣被，不欲近火者，多属热证；卧时蜷缩成团，喜加衣被或向火取暖者，多属寒证。

眼睑、口唇或手指、足趾不时颤动，见于急性热病，则为动风发痉的先兆；见于虚损久病，则为气血不足，经脉失养。四肢抽搐，多见于风病，如痫证、破伤风、小儿急慢惊风等。手足拘挛，屈伸不利，属于肝病的筋急，或为寒凝筋脉，或为血液损伤，筋膜失养。足或手软弱无力，行动不灵，多属于痿证。一侧手足举动不遂，或麻木不仁，多为中风偏瘫，一侧手足疼痛而肌肉萎缩，多为风邪耗血，正虚邪留。项背强直，角弓反张，四肢抽搐，则为痉病。

（3）望头形与头发主要内容及临床意义

1）望头形：主要观察头的形状及动态。如小儿头形过大或过小，伴有智力发育不全，多属肾精亏损；囟门下陷，多属虚证；囟门高突，多属热证；囟门迟闭，头项软弱不能竖立者，多为肾气不足，发育不良；无论大人小儿，头摇不能自主的，皆为风证。

2）望头发：主要望发的质和色的变化。如发稀疏易落，或干枯不荣，多为精血不足之证；突然出现片状脱发，多属血虚受风；年少落发，不属于肾虚，便属于血热。青年白发，无其他病象者不属病态。

（4）望目色的主要内容及临床意义：眼胞红肿，多为肝经风热；目胞浮肿，如卧蚕状，多为水肿；眼窝下陷，多是津液亏耗；目眦赤烂，多属湿热；小儿睡眠露睛，多属脾虚，气血不足；瞳孔散大，是为精气衰竭；白睛黄染，常见于黄疸；目眦淡白，属气血不足。诸经热盛，均可见到目赤，凡开目而欲见人者，属阳证。闭目而不欲见人者，为阴证。两目上视或斜视、直视，多见于肝风，或为动风先兆。

（5）望耳鼻的主要内容及临床意义

1）耳轮干枯焦黑，多是肾精亏耗，精不上荣所致，属危证；耳背有红络，耳根发凉，多是麻疹先兆；耳内流脓水，病为脓耳或聤耳，多为肝胆湿热所致。总之，耳轮总以红润为佳，或黄或白或黑或青，都属病象，薄而白或黑，概为肾精亏损。

2）鼻流清涕，多为外感风寒；流浊涕，则属风热；久流浊涕而有腥臭味者，是为鼻渊，由于感受外邪或胆经蕴热所致。若见鼻头或周围充血或生红色丘疹，名酒糟鼻，多属肺胃有热；鼻柱溃烂塌陷，常见于麻风病或梅毒；鼻翼扇动，多见于肺热，或肺肾精气衰竭而出现的喘息。

（6）望唇、齿龈、咽喉的主要内容及临床意义

1）望唇：若唇色淡白，多属气血两虚，色青紫，常为寒凝血瘀，色深红，则为热在营血。口唇干枯皱裂，可见于外感燥邪，亦见于热炽津伤；口角流涎（或睡时流），多属脾虚湿盛或胃中有热，亦见于虫积；口唇糜烂，多由脾胃蕴热上蒸；口㖞斜，则为中风；撮口或抽掣不停，为肝风内动，或脾虚生风；口开不闭，常见于脱证。

2）望齿：牙齿干燥，多是胃热炽盛、津液大伤，干燥如枯骨，多为肾精枯竭，肾水不能上承所致；牙齿松动稀疏、齿根外露者，多属肾虚或虚火上炎；睡中咬牙或啮齿，常见于胃中有热或虫积的患者。

3）望龈：龈色淡白者，多是血虚不荣；红肿者，多属胃火上炎；牙龈出血而红肿者，为胃火伤络；不红而微肿者，或为气虚，或为虚火伤络。

4）望咽喉：咽喉红肿而痛，多属肺胃积热；红肿溃烂，有黄白腐点，为肺胃热毒壅盛；若色鲜红娇嫩，疼痛不甚，多为阴虚火旺；色淡红不肿，久久不愈，是为虚火上浮；如有灰白色假膜，擦之不去，重擦出血，且随即复生者，是为白喉，属肺热阴伤之证。

（7）望体表的主要内容及临床意义

名称	病因	临床表现
斑	多是邪热郁于肺胃不能外泄，内迫营血所致，见于外感热病	点大成片，或红或紫，平铺于皮下，摸之不碍手者
疹		色红疹点小如粟，高出于皮肤，摸之碍手（亦有不高出皮肤，抚之无碍手之感）
白㾦	多系湿郁肌表，汗出不彻所致	皮肤上出现的晶莹如粟的透明小疱疹，高出皮肤，擦破流水，以胸部及颈项部为多见，惟不见于面部
痈		发病局部范围较大，红、肿、热、痛，根盘紧束的为痈，属阳证
疽		若漫肿无头，部位较深，皮色不变者为疽，属阴证
疔		若范围较小，初起如粟，根角坚硬，或麻或痒或木，顶白而痛者为疔
疖		起于浅表，形圆而红、肿、热、痛，化脓即软者为疖

4.望舌质和舌苔的主要内容及临床意义 正常舌象：淡红舌、薄白苔。

舌的各部位与各脏腑相联系：

舌尖——心肺、舌中——脾胃。

舌根——肾、舌边——肝胆。

（1）望舌质的主要内容及临床意义

1）望舌色

舌色	临床意义	常见病证
淡白舌	主虚寒证，为阳气虚弱，气血不足之象	舌色淡白，常见于阳虚、血虚的病证
红舌	主热证	见于里实热证，也可见于阴虚内热
绛舌	主内热深重	外感热病，表示邪热深入营血，多见于热性病极期。内伤杂病，常见于久病、重病之人，多属阴虚火旺
紫舌	主气血瘀滞	绛紫色深，干枯少津，多系邪热炽盛，阴液两伤，血气壅滞不畅之象；淡紫或青紫湿润，多因阴寒内盛，血脉瘀滞所致。舌上有紫色斑点，称为瘀斑或瘀点，多为血瘀之象

2）望舌形：舌体明润者为荣，说明津液充足；舌体干瘪者为枯，说明津液已伤。

舌质纹理粗糙，形色坚敛苍老者为老，多属实证、热证；纹理细腻，形色浮胖娇嫩者为嫩，多属虚证、寒证。

舌形	病因	临床意义
胖大舌		若舌体胖嫩，色淡，多属脾肾阳虚，津液不化，水饮痰湿阻滞所致；如舌体肿胀满口，色深红，多是心脾热盛；若舌肿胖，色青紫而暗，多见于中毒
瘦薄舌	阴血亏虚，舌体不充之象	瘦薄而色淡者，多是气血两虚；瘦薄而色红绛且干，多是阴虚火旺、津液耗伤所致
裂纹舌	阴液亏损不能荣润舌面	若舌质红绛而有裂纹，多属热盛津伤，阴精亏损；舌色淡白而有裂纹，常是血虚不润的反映
齿痕	齿痕舌常与胖大舌同见，多属脾虚	舌质淡白而湿润，多为脾虚而寒湿壅盛
芒刺	若芒刺干燥，多属热邪亢盛，且热愈盛则芒刺愈多	舌尖有芒刺，多属心火亢盛；舌边有芒刺，多属肝胆火盛；舌中有芒刺，多属胃肠热盛

3）望舌态

舌态	病因	临床意义
强硬		若见于外感热病，多属热入心包，痰浊内阻，或高热伤津、邪热炽盛。见于杂病中者，多为中风征兆
痿软	多属气血虚极，阴液亏损，筋脉失养所致	若久病舌淡而痿，是气血俱虚；舌绛而痿，是阴亏已极。新病舌干红而痿者，则为热灼阴伤

续表

舌态	病因	临床意义
颤动		久病中见舌颤，属气血两虚或阳气虚弱。外感热病中见之，多属热极生风或虚风内动之象
吐弄	心脾有热	吐舌可见于疫毒攻心，或正气已绝；弄舌多为动风先兆，或小儿智能发育不良
歪斜		多是中风或中风之先兆
短缩	多是危重证候的反映	舌淡或青而湿润短缩，多属寒凝筋脉；舌胖而短缩，属痰湿内阻；舌红绛干而短缩，多属热病津伤

（2）望舌苔的主要内容及临床意义

1）望苔色

苔色	常见病证	临床意义
白苔	表证、寒证	舌淡苔白，常见于里寒证。若舌上满布白苔，有如白粉堆积在舌上，扪之不燥，为积粉苔，由于外感秽浊不正之气，毒热内盛所致，常见于瘟疫，亦见于内痈
黄苔	热证、里证	苔色越黄，反映热邪越重，淡黄为热轻，深黄为热重，焦黄为热结。黄苔又主里证，故外感病，苔由白转黄者，为表邪入里化热的征象。若舌淡胖嫩而见苔黄滑润者，则应考虑阳虚水湿不化

续表

苔色	常见病证	临床意义
灰苔	里证，可见于里热证，亦可见于寒湿证	若苔灰而润，则多为寒湿内阻，或痰饮内停；而苔灰干燥，则多属热炽津伤，或阴虚火旺
黑苔	里证，主热极又主寒盛	常见于疾病的严重阶段。若苔黑而燥裂，甚则生芒刺，多为热极津枯；苔黑而润滑，则多属阳虚寒盛

2）望苔质

苔质		临床意义
厚薄	观察舌苔的厚薄，能帮助了解病邪的轻重及病情的进退	由薄增厚，表示病邪由表入里，病情由轻转重，为病进
		由厚变薄，表示邪气得以内消外达，病情由重变轻，多属病退
润燥	观察舌苔的润燥，主要是了解津液变化的情况	由燥转润，是热邪渐退或津液渐复之象，表示病情好转
		由润变燥，则表明津液已伤，热势加重，或邪从热化
腻腐	腻苔，是舌面上覆盖着一层浊而滑腻的苔垢，颗粒细腻而致密，刮之难去，多见于湿浊、痰饮、食积等阳气被阴邪所抑的病变，如痰饮、湿温等病证	
	腐苔，苔质颗粒较大，松软而厚，形如豆腐渣堆积舌面，刮之易脱，多由阳热有余，蒸腾胃中腐浊邪气上升而成，常见食积、痰浊等病	

续表

苔质		临床意义
剥落	苔的有无与消长变化，是正邪斗争互为消长的表现	若舌苔骤然退去，不再复生，以致舌面光洁如镜，即为光剥舌，又叫"镜面舌"，是胃阴枯竭、胃气大伤的表现
		若舌苔剥落不全，剥脱处光滑无苔，称为"花剥苔"，也属胃的气阴两伤之候
		若花剥而兼有腻苔者，说明痰浊未化，正气已伤，病情较为复杂
有根与无根	舌苔坚敛而着实，紧贴着舌面，刮之难去，舌与苔如同一体，即为有根苔，又叫真苔。多见于实证、热证，表示有胃气	
	舌苔不着实，似浮涂在舌上，刮之即去，即为无根苔，又叫假苔。多见于虚证、寒证，表示胃气衰	

5. 望排出物的主要内容及临床意义　排出物清稀者，多为寒证；黄浊稠黏者，多属热证。

痰涎	痰色白而清稀，多为寒证；痰色黄或白而黏稠者，多属热证。
	痰少极黏，难排者，多属燥痰；痰白易咯而量多者，为湿痰。
	咳吐脓血如米粥状，为热毒蕴肺，多是肺痈证。
	痰中带血，或咳吐鲜血，多为热伤肺络
呕吐物	呕吐痰涎，其质清稀者，属于寒饮。
	呕吐物清稀而夹有食物、无酸臭味者，多为胃气虚寒。
	呕吐物色黄味苦，多属肝胆有热，胃失和降。
	呕吐物秽浊酸臭，多因胃热或食积所致。
	吐血鲜红或暗红，夹有食物残渣，多因肝火犯胃或瘀血内停。
	呕吐脓血，味腥臭者，多为内痈

续表

大便	大便稀溏如糜，色深黄而黏，多属肠中有湿热。 便稀薄如水样，夹有不消化食物，多属寒湿。 便如黏冻，夹有脓血，是为痢疾。 色白者为病在气分；色赤者为病在血分。 赤白相杂者多属气血俱病。 先便后血，其色黑褐为远血；先血后便，其色鲜红为近血
小便	小便清澈而量多者，多属虚寒；量少而黄赤者，多属热证。小便混浊不清，或为湿浊下注，或为脾肾气虚。 尿血者，多是热伤血络，尿有砂石者为石淋，尿如膏脂者为膏淋

考点2 ★★★　闻诊

1. 语声、呼吸异常及咳嗽、呃逆、嗳气声音变化的临床意义

（1）语声变化的临床意义

1）语声强弱：一般来说，语声高亢洪亮，多言而躁动的，属实证、热证；语声低微无力，少言而沉静的，属虚证、寒证。

2）语言错乱："言为心声"，语言错乱多属于心的病变，而语言謇涩，则多属于风痰上扰的病变。

	临床意义
谵语	神志昏糊，胡言乱语，声高有力，常见于热扰心神的实证
郑声	神志不清，语言重复，时断时续，声音低弱，属于心气大伤，精神散乱的虚证
狂言	言语粗鲁，狂妄叫骂，失去理智控制，常见于狂证，是痰火扰心所致
独语	喃喃自语，讲话无对象，见人便停止，常见于癫证，多是心气虚，精不养神的表现

（2）呼吸异常变化的临床意义

	临床意义	
气微	呼吸微弱，多是肺肾之气不足，属于内伤虚损	
气粗	呼吸有力，声高气粗，多是热邪内盛，气道不利，属实热证	
喘	呼吸困难，短促急迫，甚则鼻翼扇动，或张口抬肩不能平卧	喘息气粗，声高息涌，惟以呼出为快的，属实喘，多因肺有实邪，气机不利所致
		喘声低微息短，呼多吸少，气不得续的，属虚喘，乃肺肾气虚，出纳无力之故
哮	喘气时喉中有哮鸣声	
少气	呼吸微弱，气少不足以息，多因气虚所致	
叹息	胸中郁闷不舒，发出长叹声，多因情志抑郁，肝失疏泄所致	

（3）咳嗽声音变化的临床意义

1）咳声重浊，多属实证。

2）咳声低微气怯，多属虚证。

3）呈阵发性，咳而气急，连声不绝，终止时作鹭鸶叫声的，称为顿咳（百日咳）。

4）咳声如犬吠，多为白喉。

5）干咳无痰，或只有少量稠痰，多属燥邪犯肺或阴虚肺燥。

（4）呃逆、嗳气音声变化的临床意义

1）呃逆：呃声高亢而短，响亦有力，多属实热。呃声低沉而长，气弱无力，多属虚寒。若久病胃气衰败，出现呃逆，声低无力，则属危证。

2）嗳气：又称噫气，多见于饱食后。食后嗳出酸腐气味，多为宿食停积，或消化不良；无酸腐气味的，则为肝胃不和或胃虚气逆所致。

2. 口气、痰涕、二便气味异常的临床意义

口气臭秽，多属胃热，或消化不良，亦见于龋齿、口腔不洁等；口气酸臭，多是胃有宿食；口气腐臭，多是牙疳或有内痈。

各种排泄物与分泌物，包括二便、痰液、脓液、带下等，有恶臭者多属实热证；略带腥味者多属虚寒证。如大便臭秽为热，有腥味的属寒。小便臊臭，多为湿热。矢气奇臭，多为消化不良，宿食停滞。咳吐浊痰脓血，腥臭异常的，多为热毒炽盛，瘀结成脓的肺痈。

考点3 ★★★ 问诊

1.恶寒发热、但寒不热、但热不寒、寒热往来的临床意义

恶寒发热	外感风热常表现为发热重恶寒轻	
	外感风寒常表现为恶寒重发热轻	
但热不寒	壮热	高热不退，不恶寒反恶热，多见于风寒入里化热，或风热内传的里实热证。"阳盛则热"
	潮热 发热如潮有定时，按时而发或按时而热更甚（一般多在下午）	阴虚潮热：每当午后或入夜即发热，属于"阴虚生内热"，且以五心烦热为特征，甚至有热自深层向外透发的感觉，故又称"骨蒸潮热"
		湿温潮热：以午后热甚，身热不扬为特征。其病多在脾胃，因湿遏热伏，热难透达，故身热不扬，初扪不觉很热，扪之稍久则觉灼手
		阳明潮热：是由于胃肠燥热内结所致，因其常于日晡阳明旺时而热甚，故又称"日晡潮热"
	长期低热	指发热日期较长，而热度仅较正常体温稍高（一般不超过38℃），或仅病人自觉发热而体温并不高者，如气虚发热
但寒不热	惟感畏寒而不发热，多属虚寒证。 寒邪直中脏腑，阳气被伤，也可见畏寒或病变部位冷痛。"阴盛则寒"	

续表

寒热往来	恶寒与发热交替而作，是半表半里证的特征，正邪交争，两不相下的表现。 若寒战与壮热交替，发有定时，一日一次或二、三日一次者，则为疟疾

2. 表证辨汗、自汗、盗汗、绝汗、战汗的临床表现及意义

表证辨汗	无汗，多属外感寒邪，如伤寒表实证之类	
	有汗，多属外感风邪，如太阳中风证之类	
自汗	经常汗出不止，活动后加重，多因气虚卫阳不固所致	
盗汗	入睡则汗出，醒后则汗止，多因阴虚而致	
绝汗	若大汗淋漓，伴有呼吸喘促、神疲气弱、四肢厥冷、脉微欲绝等症，则为亡阳之汗，元气欲脱、津随气泄的危候	
	若病势危重，汗出而黏如油，躁扰烦渴，脉细数疾者，则为亡阴之汗，内热涸竭之阴津外泄之危候	
战汗	先见全身恶寒战栗，而继之汗出的为战汗，是邪正相争，病变发展的转折点	若汗出热退，脉静身凉，是邪去正安的好转现象
		若汗出而烦躁不安，脉来疾急，为邪胜正衰的危候
头汗	上焦邪热，或中焦湿热郁蒸所致，汗出仅限于头部。 老年人气喘而头额汗出，则多为虚证。 重病末期，突然额汗大出，是属虚阳上越，阴虚不能附阳，阴津随气而脱的危象	
半侧身体出汗	风痰或风湿之邪阻滞经脉，或营卫不周，或气血不和所致	
手足心出汗	阴经郁热熏蒸所致	

续表

心胸部多汗	思虑过度、劳伤心脾所致

3.疼痛的性质特点及不同部位疼痛的临床意义

（1）疼痛的性质特点及临床意义

	病因
胀痛	多为气滞所致
重痛	多因湿邪困遏气血所致
刺痛	瘀血疼痛
绞痛	多因有形实邪闭阻气机而成
灼痛	多由于火邪窜络，或阴虚阳热亢盛所致
冷痛	多因寒邪阻络或阳气不足，脏腑、经络不得温养而成
隐痛	多是气血不足，阴寒内生，气血运行滞涩而成
掣痛	多由筋脉失养或阻滞不通所致

新病疼痛，持续不解，或痛而拒按，多属实证。

久病疼痛，时有缓止，或痛而喜按，则多见于虚证。

（2）不同部位疼痛的临床意义

头痛	头项痛属太阳经，前额痛属阳明经，头侧痛属少阳经，头顶痛属厥阴经

续表

胸痛	胸闷痛而痞满者，多为痰饮。 胸胀痛而走窜，嗳气痛减者，多为气滞。 胸痛而咳吐脓血者，多见于肺痈。 胸痛喘促而伴有发热，咳吐铁锈色痰的，多属肺热。 胸痛、潮热、盗汗、痰中带血者，多属肺痨。 胸痛彻背，背痛彻胸，多属心阳不振。 痰浊阻滞的胸痹，如有胸前憋闷，痛如针刺刀绞，甚则面色灰滞，冷汗淋滴，则为"真心痛"
脘痛	胃脘疼痛，可见于寒邪犯胃、食滞胃脘、肝气犯胃等病证
胁痛	肝气不疏，肝火郁滞，肝胆湿热，血瘀气滞以及悬饮等病变，都可引起胁痛
腹痛	脐以上为大腹，属脾胃，脐以下为小腹，属肾、膀胱、大小肠及胞宫，小腹两侧为少腹，是肝经经脉所过
腰痛	腰痛多见于肾的病变。 因于风、寒、湿邪阻塞经脉者，或瘀血阻络者均为实证。 因于肾精气不足或阴阳虚损不能温煦、滋养而致则为虚证
肢痛	多由风寒湿邪的侵袭，阻碍气血运行所致。 疼痛独见于足跟，甚则掣及腰脊者，多数肾虚

4. 口渴与饮水、食欲与食量及口味异常的临床意义

（1）口渴与饮水异常变化的临床意义：口渴多饮，常见于热证，大渴喜冷饮，为热盛伤津；渴喜热饮，饮量不多或口渴欲饮，水入即吐，小便不利，多为痰饮内停，水津不能上承之证；口

渴而不多饮，常见于急性热病，多属热入营血；口干，但欲漱水不欲咽，可见于瘀血；大渴引饮，小便量多，是为消渴。

（2）食欲与食量异常变化的临床意义：食欲减退或不欲食，胃纳呆滞，多是脾胃功能失常的表现。若食少见于久病，兼有面色萎黄、形瘦、倦怠等症者，属脾胃虚弱；而食少伴有胸闷、腹胀、肢体困重、舌苔厚腻者，则多是脾湿不运。

厌恶食物或恶闻食臭，即为厌食，又称"恶食"，多见于伤食。厌油腻厚味，多见于肝胆脾胃湿热的病证。

食欲过于旺盛，食后不久即感饥饿者，为消谷善饥，往往身体反见消瘦，这是胃火炽盛，腐熟太过所致。

有饥饿感，但不想吃，或进食不多者，称为饥不欲食。多因胃阴不足，虚火上扰所致。易饥多食，但大便溏泄，倦怠乏力，属胃强脾弱。

嗜食生米、泥土等异物，尤多见于小儿，往往是虫积的征象。

（3）口味异常的临床意义：口苦，多见于热证，特别是常见于肝胆实热的病变；口甜而腻，多属脾胃湿热；口中泛酸，多为肝胃蕴热；口中酸馊，多为食积内停；口淡乏味，常见于脾虚不运。

5. 大小便变化的临床意义

（1）大便异常变化的临床意义：大便先干后溏，多属脾胃虚弱。

大便时干时稀，多为肝郁脾虚、肝脾不和。

水粪夹杂，下利清谷或五更泄泻，多为脾肾阳虚、寒湿内盛。

泻下黄糜，多属大肠湿热，大便夹有不消化食物，酸腐臭秽，多是伤食积滞。

老年人大便不干不稀，而只是排便困难的，多属气虚。

排便时，肛门有灼热感的，多是热迫直肠。

大便滑脱不禁，肛门有下坠感甚或脱肛的，多见于脾虚下陷的久泄。

里急后重，多见于痢疾，大便溏泄不爽，多是肝失疏泄的表现。

便色黑如柏油而大便反易，多属瘀血。

腹痛则泻，泻后痛减者多为伤食，泻后痛不减者多是肝郁脾虚。

（2）小便异常变化的临床意义：尿量过多，其病在肾，多属虚寒，也常见于消渴证。

小便短少，既可由于热盛津伤，或汗、吐、下太过损伤津液，以致化源不足所致，也常见于肺、脾、肾功能失常，气化不利，水湿内停的病证。

小便不畅，点滴而出为癃，小便不通，点滴不出的为闭。实证：湿热下注，或瘀血、结石阻塞；虚证：肾阳不足，不能气化，或肾阴亏损，津液内虚。

小便次数增多，为小便频数；短赤而急迫的，多属下焦湿热。

小便量多而色清的，多属下焦虚寒，肾气不固，膀胱失约。

尿频而涩少，常是阴虚内热。

小便次数减少，属津液亏耗，化源不足，或气化不利，水湿内停的病证。

小便时尿道疼痛，并常伴有急迫、艰涩、灼热等感觉的，多是湿热下注的淋证。小便后自觉空痛，多属肾气虚衰。尿后余沥不尽、不自主的排尿，或不能控制的尿滴沥，称为"尿失禁"，多属肾气不固，若伴见神志昏迷则多是危重证候。睡中不自主排尿，是为遗尿，多属肾气不足的虚证。

6. 失眠和嗜睡的临床意义

（1）失眠的临床意义：阴血不足，阳热亢盛，以致心神不安，难以入寐，如心肾阴虚、心火炽盛的心烦不寐，心脾两虚、血不养心的心悸怔忡不寐等。

痰火食积诸邪气干扰所致，如胆郁痰扰的失

眠，食滞内停的"胃不和则卧不安"等。

（2）嗜睡的临床意义：嗜睡多见于阳虚阴盛，痰湿困滞的病证。

7. 耳鸣、耳聋、头晕、目眩的临床意义

（1）耳鸣、耳聋的临床意义

1）耳鸣：若暴起耳鸣声大，用手按而鸣声不减，属实证，多因肝胆火盛所致；若渐觉耳鸣，声音细小，以手按之，鸣声减轻，属虚证，多与肾虚精亏，髓海不充，耳失所养有关。

2）耳聋：新病突发耳聋多属实证，因邪气蒙蔽清窍，清窍失养所致；渐聋多属虚证，多因脏腑虚损而成。

（2）头晕的临床意义：临床常见风火上扰头晕、阴虚阳亢头晕、心脾血虚头晕、中气不足头晕、肾精不足头晕和痰浊中阻头晕等。

（3）目眩的临床意义：多因肝肾阴虚，肝阳上亢，肝血不足，或气血不足，目失所养而致。

8. 月经与带下变化的临床意义

（1）月经变化的临床意义

经期异常	月经先期	周期提前八九天以上者，为月经先期，多因邪热迫血妄行，或因气虚不能摄血，血行无制，属于肝郁或瘀血的亦较多见
	月经后期	周期错后八、九天以上者，为月经后期，多因寒凝气滞，血不畅行，或因血少，任脉不充，也常见于痰阻或气滞血瘀
	经行无定期	经期错乱，或前或后，经行无定期，多因肝气郁滞，或因脾肾虚损，也有因瘀血积滞所致
经量异常	月经过多	若经量超过了生理范围，称为月经过多，多因血热、冲任受损，或气虚不能摄血所致
	月经过少	若经来少于正常量，称为月经过少，多因血虚生化不足，或因寒凝、血瘀、痰湿阻滞等
	闭经	若停经超过三个月，而又未妊娠者，称为闭经，多因生化不足，气虚血少，或血瘀不通，或血寒凝滞等
色质异常	正常月经血色正红，质地不稀不稠，亦不夹杂血块	若经色色淡红质稀，多为血少不荣，为虚证
		若经色深红质稠，属血热内炽，为实证
		色紫暗有块，乃寒凝血滞，暗红有块，则为血瘀

续表

	经前或经期小腹胀痛者，多属气滞血瘀
行经	小腹冷痛，遇暖则缓者，多属寒凝
腹痛	行经或经后小腹隐痛、腰酸痛者，多因气血亏虚，胞脉失养所致

（2）带下变化的临床意义：正常情况下，妇女阴道内应有少量乳白色、无臭的分泌物，有濡润阴道壁的作用。

若带下量多色白，清稀如涕，多属脾虚湿注；带下色黄，黏稠臭秽，或伴有外阴瘙痒疼痛，多属湿热下注；带下色赤，淋沥不断，微有臭味，多属肝经郁热；带下晦暗，质稀薄而多，腰腹酸冷，多属肾虚。

凡带下色白而清稀的，多属虚证、寒证；色黄或赤，稠黏臭秽的，多为实证、热证。

考点4 ★★★　切诊

1. 切脉部位和寸口脉分候脏腑

（1）脉诊的部位：汉代张仲景在《伤寒论》中提出包括人迎（颈外动脉）、寸口（桡动脉）、趺阳（足背动脉）的三部诊法。现代普遍选用的切脉部位是"寸口"，即切按病人桡动脉腕后表浅部位，分寸、关、尺三部。

（2）寸口脉分候脏腑

	左	右
寸	心	肺
关	肝	脾胃
尺	肾	肾（命门）

切脉时常运用三种不同的指力以体察脉象，轻用力按在皮肤上为浮取，名曰"举"；重用力按至筋骨为沉取，名曰"按"；不轻不重，中等度用力按到肌肉，为中取，名曰"寻"。

（3）平脉的特点及变异：平脉主要有三个特点，一是"有神"，即脉象和缓有力；二是"有胃（胃气）"，即脉来去从容而节律一致；三是"有根"，在尺部沉取，仍有一种从容不迫应指有力的气象。

2. 常见病脉的脉象和主病

		脉象		主病
浮脉类	浮脉	"举之有余，按之不足"	主表	浮而有力为表实
				浮而无力为表虚
	散脉	浮大无根，浮取脉形很大，但无力，稍一用力则按不着		正气耗散，脏腑精气将绝，多见于病证的危候
	芤脉	浮大中空，有如按葱管		多见于大失血或大汗后

续表

		脉象	主病	
沉脉类	沉脉	轻取不应，重按始得	病邪在里	有力为里实
				无力为里虚
	伏脉	须重按推筋着骨始得，甚至暂时伏而不显	常见于厥证、邪闭、痛极等病证	
	牢脉	脉来实大弦长，浮取、中取均不应，推沉取始得，坚牢不移	多见于阴寒积聚的病证，如癥瘕、痞块、疝气等	
迟脉类	迟脉	脉来迟慢，一息不足四至	主寒证	有力为冷积
				无力为阳虚
	缓脉	仍一息四至，但脉势的来去却有缓慢之感	多见于湿邪致病及脾胃虚弱证	
数脉类	数脉	一息脉来五至以上，"去来促急"	主热证	有力为实热
				无力为虚热
	疾脉	脉来急疾，一息七至以上，数而躁	热性病极期，以及劳瘵病阴竭阳越	
虚脉		三部脉举按皆无力，隐隐蠕动于指下，令人有一种软而空豁的感觉，是无力脉的总称	气血两虚，尤多见于气虚	
实脉		脉来去俱盛，三部举按皆较大而坚实有力，是有力脉的总称	主实证。邪气实而正气不虚，邪正相搏，气血壅盛之证	

		脉象	主病
滑脉类	滑脉	"往来流利，如盘走珠"，指下有一种圆滑感	痰饮、食滞、实热等。平人脉滑而冲和，是营卫充实之象。妇人妊娠，是血气充盛而和调的表现
	动脉	脉来滑数有力，应指跳突如豆，但搏动部位较短小	主惊，主痛
涩脉		往来艰涩不畅，有如轻刀刮竹	气滞、血瘀、精伤、血少
细脉类	细脉	脉来细小如线，软弱无力，但应指明显	气血两虚，诸虚劳损，又主湿病
	濡脉	浮而细软，轻按可以触知，重按反不明显	虚证与湿证
	微脉	"极细而软，按之欲绝，若有若无"	心肾阳衰及暴脱
	弱脉	沉细而应指无力	主气血两虚诸证
洪脉类	洪脉	"洪脉极大，状如洪水，来盛去衰，滔滔满指"	邪热亢盛
			久病气虚，或虚劳、失血、久泄等病证而见洪脉，则多属邪盛正衰的危证
	大脉	脉形虽大于常脉，却无汹涌之势	大而有力，为邪热实证
			大而无力，为虚损

续表

		脉象	主病
弦脉类	弦脉	端直以长，如按琴弦	肝胆病、痛证、痰饮等
	紧脉	"紧脉有力，左右弹手"，有如绞转绳索一般	主病为寒、为痛、为宿食
	革脉	脉来弦急而中空，好像按着鼓皮似的	多见于亡血、失精、半产、崩漏等病证，也见于精血内虚
代脉类	代脉	脉来缓弱而有规则的歇止，间歇时间较长	主脏气衰微。风证、痛证、七情惊恐、跌仆损伤诸病
	促脉	脉来急数而有不规则的间歇	主阳热亢盛、气滞血瘀或痰食停积等病证
	结脉	脉来缓慢而有不规则的间歇	主阴盛气结，寒痰瘀血

3. 按肌肤、按脘腹的要点和临床意义

（1）按肌肤的内容及临床意义：一般地说，热邪盛的身多热，阳气衰的身多寒。

凡身热，按其皮肤，初按热甚，久按热反转轻的，是热在表；若久按其热更甚，热自内向外蒸发的，是热在里；肌肤热泛而无蒸腾感的，属虚劳发热。

轻触肌表，皮肤润泽的，多属津液未伤；干燥或甲错的，多属津液已伤，或内有干血。

辨肿胀，重手按之不能即起，凹陷成坑的是水肿；按之凹陷手举而即起的是气肿。

（2）按脘腹辨疼痛、痞满、积聚的要点和临床意义

1）按脘部：心下按之硬而痛的是结胸，属实证。心下满按之濡软而不痛的，多是痞证。心下坚硬，大如盘，边如旋杯，为水饮。

2）按腹部：腹痛喜按为虚，拒按为实。腹胀满，叩之如鼓，小便自利的属气胀；按之如囊裹水，小便不利的是水鼓。腹内有肿块，按之坚硬，推之不移且痛有定处的，为癥为积，多属血瘀；肿块时聚时散，或按之无形，痛无定处的，为瘕为聚，多属气滞。若腹痛绕脐，左下腹部按之有块累累，当考虑燥屎内结。腹有结聚，按之硬，且可移动聚散的，多为虫积。右侧少腹部按之疼痛，尤以重按后突然放手而疼痛更为剧烈的，多是肠痈。

第三节　辨证

考点1★★　八纲辨证

阴证	八纲辨证的总纲，用以统括其余的六个方面	里、寒、虚证属阴证，如血病属阴，脏病属阴，临床上所说的阴证多指虚寒证。 阴证以见寒象为辨证要点
阳证		表、热、实证属阳证，如气病属阳，腑病属阳，而阳热证则指实热证。 阳证以见热象为辨证要点

续表

表证	辨别病变部位和病势趋向的一种辨证方法	病在皮毛、肌腠，部位浅属表证。 以发热恶寒，或恶风，舌苔薄白，脉浮为主。常兼见头身疼痛、鼻塞、咳嗽等症状为主。 以起病急、病程短，有发热恶寒的症状为辨证要点。 热性病，以发热恶寒、苔薄白、脉浮，属表证
里证		病在脏腑、血脉、骨髓，部位深属里证。 凡非表证的一切证候皆属里证。 以无新起恶寒发热并见为里证的辨证要点。 热性病，发热不恶寒、苔黄、脉数或沉滑，属里证
寒证	辨析疾病性质的两个纲领	常见恶寒喜暖、口淡不渴、面色苍白、肢冷蜷卧、小便清长、大便稀溏、舌淡苔白而润滑、脉迟或紧等症状。 以寒为主，功能减退为辨证要点。 寒证属阴盛，多与阳虚并见
热证		常见发热喜凉、口渴饮冷、面红目赤、烦躁不宁、小便短赤、大便燥结、舌红苔黄而干燥、脉数等症状。 以热为主，功能活动亢进为辨证要点。 热证属阳盛，常有津液燥涸的证候出现

续表

虚证	分析辨别邪正盛衰的两个纲领	常见面色苍白或萎黄，精神萎靡，身疲乏力，心悸气短，形寒肢冷或五心烦热，自汗盗汗，大便滑脱，小便失禁，舌上少苔无苔，脉虚无力等。 以症状表现为不足、虚弱为辨证要点。 内伤久病，证多属虚
实证		常见发热，腹胀痛拒按，胸闷烦躁甚至神昏谵语，呼吸喘粗，痰涎壅盛，大便秘结，小便不利，脉实有力，舌苔厚腻等。 以症状表现有余、亢盛为辨证要点。 外感初期，证多属实

考点 2 ★★★　脏腑辨证

1. 心病

心气虚证	共同症状：心悸，气短，自汗，活动或劳累后加重	+气虚表现（面色㿠白，体倦乏力，舌质淡，舌体胖嫩，苔白，脉虚），以心脏及全身功能活动衰弱为辨证要点
心阳虚证		+阳虚表现（形寒肢冷，心胸憋闷，面色苍白，舌淡或紫暗，脉细弱或结代），以在心气虚证的基础上出现虚寒症状为辨证要点
心阳暴脱证	心阳虚证＋亡阳表现（大汗淋漓，四肢厥冷，口唇青紫，呼吸微弱，脉微欲绝）	
心血虚证	共同症状：心悸，心烦，易惊，失眠，健忘	+血虚表现（眩晕，面色不华，唇舌色淡，脉细弱）
心阴虚证		+阴虚表现（低热，盗汗，五心烦热，口干，舌红少津，脉细数）

续表

心血瘀阻证	以胸部憋闷疼痛，痛引肩背内臂，时发时止为辨证要点
心火亢盛证	以心及舌、脉等有关组织出现实火内炽的症状为辨证要点

2. 肺病

肺气虚证	咳喘无力，气少不足以息+气虚表现（气短懒言，声音低微，周身乏力，自汗出，面色㿠白，舌质淡嫩，脉虚弱），以咳喘无力，气少不足以息和全身功能活动减弱为辨证要点
肺阴虚证	常见咳嗽较重，干咳无痰，或痰少而黏，咽喉干痒，或声音嘶哑，身体消瘦，舌红少津，脉细无力。在肺病常见症状的基础上伴阴虚内热为辨证要点
风寒犯肺证	咳嗽或气喘，咯痰稀薄，色白而多泡沫+风寒表证（舌苔薄白，脉浮或弦紧）
风热犯肺证	咳嗽，咯黄稠痰，不易咳出+风热表证（舌尖红，脉浮数）
燥热犯肺证	以肺系症状表现干燥少津为辨证要点
痰浊阻肺证	以咳嗽痰多，质黏、色白易咯为辨证要点

3. 脾病

脾气虚证	脾失健运	运化功能减退（食少，食后作胀，浮肿，溏泄）+气虚证（身倦无力，气短懒言，面色萎黄，舌质淡嫩，苔白，脉缓弱）
	脾虚下陷	脾气虚+内脏下垂（子宫脱垂，脱肛，胃下垂，慢性腹泻）
	脾不统血	脾气虚+出血症状（肌衄，便血以及妇女月经过多，或崩漏）
脾阳虚证		脾失健运+虚寒表现（腹中冷痛，腹满时减，得温则舒，口泛清水，四肢不温，气怯形寒）
寒湿困脾证		脾的运化功能障碍（脘腹胀满，纳少，泛恶欲吐）+寒湿中遏的表现（头身困重，口不渴，舌苔白腻或厚）
脾胃湿热证		脾的运化功能障碍（脘腹胀满，纳少，恶心呕吐）+湿热内阻的表现（皮肤发黄，厌恶油腻，舌苔黄腻）

4. 肝病

肝气郁结证	以情志抑郁，肝经所过部位发生胀闷疼痛，在妇女则有月经不调等作为辨证要点
肝火上炎证	以肝脉循行所过的头、目、耳、胁部位见到实火炽盛症状作为辨证要点
肝阴虚证	肝病症状（眩晕耳鸣，胁痛目涩）+阴虚证（面部烘热，五心烦热，潮热盗汗）
肝阳上亢证	肝阳亢于上而肾阴亏于下的证候表现（头痛，头胀，眩晕，耳鸣耳聋，两目干涩，腰膝酸软）
肝血虚证	筋脉、爪甲、两目、肌肤等失去血的濡养（眩晕耳鸣，爪甲不荣，视力减退或雀目，或见肢体麻木，关节拘急不利）+全身血虚的表现

续表

肝风内动证	肝阳化风	根据患者平素具有肝阳上亢的现象结合突然出现肝风内动的症状为辨证要点
	热极生风	高热＋肝风（肢体抽搐，项强，两眼上翻，甚则角弓反张，神志昏迷）
	血虚生风	有筋脉、爪甲、两目、肌肤等失去血的濡养的症状，以及全身血虚为辨证要点
肝胆湿热证		以胁肋胀痛，身目发黄或阴部瘙痒，带下黄臭，舌红苔黄腻为辨证要点
寒滞肝脉证		以少腹牵引阴部坠胀冷痛为辨证要点

5. 肾病

肾阳虚证	形寒肢冷，精神不振，腰膝酸软，或阳痿不举。以全身功能低下伴见寒象为辨证要点
肾阴虚证	肾病的主要症状（耳鸣耳聋，牙齿松动，失眠遗精，腰膝酸痛）＋阴虚内热（五心烦热，盗汗）
肾精不足证	以小儿生长发育迟缓，成人早衰，生殖功能减退的表现为辨证要点
肾气不固证	肾及膀胱不能固摄表现的症状（滑精早泄，尿后余沥，小便频数而清，甚则不禁）
肾不纳气证	以久病咳喘，呼多吸少，气不得续，动则加重为主，伴见肺肾气虚表现为辨证要点

6. 六腑病变

胃寒证	胃脘疼痛＋寒象（遇寒则重，得热则缓，呕吐清水，舌苔白滑）
胃热（火）证	胃脘灼热而疼痛，消谷善饥，泛酸嘈杂＋热象（烦渴多饮或渴欲冷饮，舌红苔黄，脉滑数）

续表

食滞胃脘证	以胃脘胀闷疼痛，嗳腐吞酸为辨证要点
胃阴虚证	以胃病常见症状伴见阴虚为辨证要点
大肠湿热证	以腹痛，排便次数增多，或下痢脓血，或下黄色稀水为辨证要点
大肠液亏证	以大便干燥难于排出为辨证要点
膀胱湿热证	以尿频，尿急，尿痛，尿黄为辨证要点

7. 脏腑兼病主要证候的临床表现及辨证要点

心肺两虚证	以心悸咳喘与气虚证共见为辨证要点
心脾两虚证	以心悸失眠，面色萎黄，神疲食少，腹胀便溏为辨证要点
心肾不交证	以失眠，伴见心火亢而肾水虚的症状为辨证要点
肺脾两虚证	以咳喘、纳少、腹胀便溏为主，伴见气虚症状为辨证要点
肝火犯肺证	以胸胁灼痛，急躁易怒，目赤口苦，咳嗽为辨证要点
肺肾阴虚证	以久咳痰血，腰膝酸软，遗精等症与阴虚症状同见为辨证要点
肝脾不调证	以胸胁胀满窜痛，易怒，纳呆，腹胀，便溏为辨证要点
肝胃不和证	以脘胁胀痛，吞酸嘈杂为辨证要点
脾肾阳虚证	以腰膝、下腹冷痛，久泻不止，浮肿等与寒证并见为辨证要点
肝肾阴虚证	以胁痛，腰膝酸软，耳鸣，遗精与阴虚内热症状同见为辨证要点

考点3 ★★　气血津液辨证

气病	气虚证	以全身功能活动低下为辨证要点
	气陷证	以内脏下垂为主要诊断要点
	气滞证	以胀闷疼痛为辨证要点
	气逆证	以气机逆而向上的症状为辨证要点
血病	血虚证	以面色、口唇、爪甲失血色及全身虚弱为辨证要点
	血瘀证	以痛如针刺，痛有定处，拒按，肿块，唇舌爪甲紫暗，脉涩等为辨证要点
	血热证	以出血和全身热象为辨证要点
	血寒证	以手足、腹部等局部冷痛，肤色紫暗为辨证要点
气血同病	气滞血瘀证	以病程较长和肝经循行部位的疼痛痞块为辨证要点
	气血两虚证	以气虚与血虚的症状同见为辨证要点
	气不摄血证	以出血和气虚症状同见为辨证要点，也常可见到脾虚的症状
	气随血脱证	以大量出血时，随即出现气脱症状为辨证要点
津液不足证		以皮肤、口唇、舌咽干燥及尿少、便干为辨证要点
水肿	阳水	以发病急，来势猛，先见眼睑头面、上半身肿甚者为辨证要点
	阴水	以发病较缓，足部先肿，腰以下肿甚，按之凹陷不起为辨证要点

第三章　常见病辨证论治

第一节　治则与治法

考点1★★★　治病求本

1. 治标与治本

急则治其标	在疾病的发展过程中出现了严重的并发症，标病甚急，不及时解决，则将危及患者的生命或影响本病的治疗时，则应采取"急则治其标"的法则
缓则治其本	在一般情况下治病必须抓住疾病的本质，解决其根本矛盾
标本兼治	指标本并重或均不太急时，当标本兼治

2. 正治与反治

正治	指采用与疾病的证候性质相反的方药以治疗的一种常用治疗法则，又称逆治	寒者热之	
		热者寒之	
		虚则补之	
		实则泻之	
反治	指顺从病证的外在假象而治的一种治疗法则，又称从治	热因热用	真寒假热证
		寒因寒用	真热假寒证
		塞因塞用	真虚假实证
		通因通用	真实假虚证

考点2 ★★★　扶正与祛邪

扶正	扶助正气，增强体质，提高机体抗邪能力。多用补虚方法。 适用于以正气虚为主要矛盾，而邪气也不盛的虚性病证
祛邪	祛除病邪，使邪去正安。多用泻实之法。 适用于以邪实为主要矛盾，而正气未衰的实性病证
扶正与祛邪兼用	适用于正虚邪实病证，而且两者同时兼用则扶正不留邪，祛邪又不会伤正。 正虚较急重的，应以扶正为主，兼顾祛邪；邪实较急重的，则以祛邪为主，兼顾扶正
先祛邪后扶正	适用于虽为邪盛正虚，但正气尚能耐攻，或同时兼顾扶正反会助邪的病证，则应先祛邪而后扶正
先扶正后祛邪	适用正虚邪实，以正虚为主的病人。因正气过于虚弱，若兼以攻邪，则反而更伤正气，故应先扶正而后祛邪

考点3 ★　调整阴阳

损其有余	适用于阴阳偏盛，即阴邪或阳邪过盛有余的病证	实热证，应"治热以寒"，即用"热者寒之"之法，以清泄其阳热
		实寒证，应"治寒以热"，即用"寒者热之"之法，以温散其阴寒
补其不足	适用于阴阳偏衰，即阴液或阳气的一方虚损不足的病证	阴虚阳亢的虚热证，应滋阴以制阳，这种治法为"阳病治阴"
		阳虚阴盛的虚寒证，应补阳以制阴，这种治法为"阴病治阳"
		若阴阳两虚，则应阴阳双补
		"阳中求阴"：在补阴时适当配用补阳药，使阴得阳生而泉源不竭
		"阴中求阳"：在补阳时适当配用补阴药，使阳得阴助而生化无穷

考点 4 ★★ 三因制宜

因时制宜	用寒远寒
	用凉远凉
	用温远温
	用热远热
因地制宜	不同地域的地理特点
因人制宜	年龄
	性别
	体质

第二节 中医内科病证的辨证论治

考点 1 ★★ 感冒

	症状	治法	方剂	中成药
风热感冒	身热较著，微恶风，头胀痛，或咳嗽少痰，或痰出不爽，咽痛咽红，口渴。舌边尖红，苔薄白或微黄，脉浮数	清热宣肺解表	银翘散加减	银翘解毒丸（片）、复方金黄连颗粒、桑菊感冒片、双黄连口服液
风寒感冒	恶寒重，发热轻，无汗头痛，肢体酸痛，或鼻塞声重，或鼻痒喷嚏，流涕清稀，咽痒，咳嗽，痰吐稀白。舌苔薄白，脉浮紧	辛温解表，宣肺散寒	荆防败毒散加减	感冒清热颗粒、正柴胡饮颗粒、表实感冒颗粒

续表

	症状	治法	方剂	中成药
时行感冒	突然发热，高热不退，甚则寒战，周身酸痛，无汗，咳嗽，口干，咽喉疼痛，伴明显全身症状，呈现流行性发作。舌红，苔黄，脉浮数	清热解毒	清瘟解毒丸加减	清开灵颗粒（口服液）、羚羊感冒片、连花清瘟胶囊
体虚感冒	发热，恶寒较甚，无汗，头痛鼻塞，身楚倦怠，咳嗽，咳痰无力。舌淡，苔白，脉浮无力	益气解表，宣肺化痰	参苏饮加减	参苏丸

考点2 ★★★ 咳嗽

	症状	治法	方剂	中成药
风寒犯肺	咳嗽声重，痰稀色白，口不渴，恶寒，或有发热，无汗，或兼头痛。舌苔薄白，脉浮紧	疏散风寒，宣肺解表	杏苏散加减	通宣理肺丸、风寒咳嗽丸、杏苏止咳糖浆、三拗片
风热犯肺	咳嗽气粗，咯痰黏稠，色白或黄，咽痛，声音嘶哑，或兼发热，微恶风，口微渴。舌边尖红，苔薄白或微黄，脉浮数	辛凉解表，宣肺清热	桑菊饮加减	蛇胆川贝枇杷膏、急支糖浆、桑菊感冒片（合剂）

续表

	症状	治法	方剂	中成药
燥邪伤肺	干咳无痰，或痰少而黏，不易咳出，或痰中带血，并见鼻燥咽干。舌红少津，脉细数	辛凉清润	桑杏汤加减	二母宁嗽丸、蜜炼川贝枇杷露
痰热壅肺	咳嗽气粗，痰多黄稠，烦热口干。舌红，苔黄腻，脉滑数	清热化痰肃肺	清金化痰汤加减	清气化痰丸、复方鲜竹沥液、蛇胆川贝散、橘红丸、莘贝胶囊、止咳橘红丸
肺肾阴虚	干咳少痰，或痰中带血，午后咳甚，或伴五心烦热、颧红、耳鸣。舌红少苔，脉细数	滋阴润肺，止咳化痰	百合固金汤加减	二冬膏、养阴清肺丸、百合固金丸

考点3 ★★　喘证

	症状	治法	方剂	中成药
风寒闭肺	喘咳气逆，呼吸急促，胸部胀闷，痰多色白稀薄而带泡沫，兼头痛鼻塞，无汗、恶寒、发热。舌苔薄白而滑，脉浮紧	宣肺散寒	麻黄汤合华盖散加减	小青龙合剂、桂龙咳喘宁胶囊

续表

	症状	治法	方剂	中成药
痰热郁肺	喘咳气涌，胸部胀痛，痰稠黏色黄，或夹血痰，伴胸中烦闷，身热，有汗，口渴喜冷饮，咽干，面红，尿赤，便秘。舌质红，苔薄黄腻，脉滑数	清热化痰，宣肺止咳	桑白皮汤加减	清肺化痰丸、清肺消炎丸
肾不纳气	喘促日久，呼多吸少，气不得续，动则喘甚，小便常因咳甚而失禁，或尿后余沥，形瘦神疲，汗出肢冷，面唇青紫，或有跗肿，舌淡苔薄，脉沉弱；或见喘咳，面红烦躁，口咽干燥，足冷，汗出如油。舌红少津，脉细	补肾纳气	金匮肾气丸合参蛤散加减	七味都气丸

考点4 ★★　胸痹

	症状	治法	方剂	中成药
气虚血瘀	胸痛隐隐，遇劳则发，神疲乏力，气短懒言，心悸自汗。舌胖有齿痕，色淡暗，苔薄白，脉弱而涩，或结、代	益气活血	补阳还五汤加减	通心络胶囊、舒心口服液、芪参胶囊、芪参益气滴丸、参芍片

续表

	症状	治法	方剂	中成药
气滞血瘀	胸痛胸闷,胸胁胀满,心悸。唇舌紫暗,脉涩	行气活血	血府逐瘀汤加减	血府逐瘀口服液、复方丹参滴丸、速效救心丸、心可舒片
痰瘀痹阻	胸闷痛如窒,痛有定处,形体肥胖,肢体沉重,纳呆,痰多。舌色暗,苔浊腻,脉滑,或有结、代	豁痰化瘀	瓜蒌薤白半夏汤合丹参饮加减	丹蒌片
寒凝心脉	胸痛彻背,感寒痛甚,胸闷气短,心悸,形寒肢冷,面白。舌苔白,脉沉迟或沉紧	温阳散寒	乌头赤石脂丸加减	冠心苏合丸、宽胸气雾剂
气阴两虚	胸闷隐痛,时作时止,心悸气短,倦怠懒言,头晕,失眠多梦。舌红少苔,脉弱而细数	益气养阴	生脉散加减	黄芪生脉饮、生脉饮
心肾阳虚	心悸而痛,胸闷,甚则胸痛彻背,畏寒肢冷,气短汗出,腰酸肢肿,面色苍白,唇甲淡暗。舌淡白或紫暗,脉沉细或沉微欲绝	温补心肾	附子汤合右归饮加减	芪苈强心胶囊、参仙升脉口服液

考点5 ★★　不寐

	症状	治法	方剂	中成药
心火炽盛	不寐，心烦，口干，舌燥，口舌生疮，小便短赤。舌尖红，苔薄白，脉数有力或细数	清心泻火	朱砂安神丸加减	朱砂安神丸
肝气郁结	不寐，情志变化则加重，平时情志抑郁，胁肋胀痛，嗳气时作，或胸闷喜太息。舌苔薄白，脉弦	疏肝解郁	柴胡疏肝散加减	解郁安神颗粒、解郁丸
阴血亏虚	不寐，健忘，心悸怔忡，虚烦不安，甚则盗汗、梦遗等。舌偏淡，苔薄少，脉细或细数	滋阴养血	天王补心丹加减	天王补心丹、养血安神丸
心脾两虚	不易入睡，多梦易醒，心悸健忘，神疲食少，四肢倦怠，腹胀便溏，面色少华，舌淡苔薄，脉细无力	健脾养心	归脾汤加减	天王补心丹、养心宁神丸

考点6 ★★★　胃痛

	症状	治法	方剂	中成药
寒凝气滞	胃痛暴作，喜温恶寒，得温痛减，口和不渴或吐清水。舌淡，苔薄白，脉弦紧	温中散寒，和胃止痛	良附丸或良附汤加减	良附丸

续表

	症状	治法	方剂	中成药
饮食停滞	胃痛胀满，嗳腐恶食，或吐不消化食物，吐食或矢气后痛减，或大便不爽。舌苔厚腻，脉滑	导滞和胃	保和丸加减	保和丸、加味保和丸、六味安消散、沉香化滞丸、开胃山楂丸
肝胃不和	胃脘胀痛，连及胁肋，嗳气后疼痛减轻，生气时胃痛加重，食欲不振，或见嘈杂吞酸。舌红，苔薄白，脉弦	舒肝理气，和胃止痛	柴胡疏肝散加减	气滞胃痛颗粒、柴胡疏肝丸、舒肝和胃丸、沉香化气丸
肝胃郁热	胃脘灼痛，痛势急迫，烦躁易怒，泛酸嘈杂，口干口苦。舌红苔黄，脉弦或弦数	疏肝泄热，和胃止痛	丹栀逍遥散合左金丸加减	加味左金丸、左金丸、胃逆康胶囊
脾胃虚寒	胃痛隐隐，喜温喜按，空腹痛甚，得食痛减，泛吐清水，纳差，神疲乏力，甚则手足不温，大便溏薄。舌淡苔白，脉虚弱或迟缓	温中健脾，和胃止痛	黄芪建中汤加减	温胃舒胶囊、黄芪健胃膏、小建中颗粒

考点7 ★★★　泄泻

	症状	治法	方剂	中成药
食伤肠胃	腹痛肠鸣，泻下粪便臭如败卵，泻后痛减，泻下伴有不消化食物，脘腹胀满，嗳腐吞酸，不思饮食。舌苔垢浊或厚腻，脉滑	消食导滞	保和丸加减	保和丸、加味保和丸
湿热内蕴	泄泻腹痛，泻下急迫，或泻而不爽，粪色黄褐，气味臭秽，肛门灼热，小便短黄，烦热口渴。舌质红，苔黄腻，脉滑数	清热利湿	葛根芩连汤加减	复方黄连素片、葛根芩连丸（片）、香连丸
脾胃气虚	大便时溏时泻，水谷不化，迁延反复，食少，食后脘闷不适，稍进油腻之物则便次明显增多，面色萎黄，肢倦乏力。舌质淡，苔薄白，脉细弱	健脾益气，化湿止泻	参苓白术散加减	开胃健脾丸、参苓白术散、健脾丸、涩肠止泻散
脾肾阳虚	黎明之前，脐腹作痛，肠鸣即泻，泻后则安，腹部喜温，形寒肢冷，腰膝酸软。舌淡苔白，脉沉细	温肾健脾，固涩止泻	四神丸加减	四神丸、固本益肠丸

考点8 ★★　便秘

	症状	治法	方剂	中成药
热结肠胃	大便干结，小便短赤，面红身热，或兼腹胀腹痛，口干、口臭、口苦。舌红苔黄腻或燥裂，脉滑数或弦数	清热润肠通腑	麻子仁丸加减	清宁丸、一清胶囊、新清宁胶囊
气滞郁结	大便秘结，欲便不得，嗳气频作，胸胁痞满，甚则腹中胀痛，纳食减少。舌苔薄腻，脉弦	顺气行滞	六磨汤加减	槟榔四消丸
津亏肠燥	大便秘结，面色无华，头晕目眩，心悸，口干。舌淡，苔少，脉细涩	养血润燥	润肠丸加减	麻子润肠丸、麻仁丸、麻仁润脾丸、通乐颗粒
阳虚寒凝	大便艰涩，排出困难，小便清长，畏寒喜暖，面色㿠白，唇淡口和，或兼腹冷腹痛。舌淡苔白，脉沉迟	温通开秘	半硫丸或附桂八味丸加减	桂附地黄丸与麻仁滋脾丸合用

考点 9 ★　中风

1. 半身不遂的辨证论治

	症状	治法	方剂	中成药
气虚血瘀	半身不遂，肢软无力，患侧手足浮肿，面色少华，语言謇涩，舌体不正。舌色淡紫或有瘀斑，苔薄白，脉细涩无力	益气活血	补阳还五汤加减	消栓颗粒、脑心通胶囊、通心络胶囊、参芍片合三七胶囊（或合三七粉或血塞通片）
肝阳上亢	半身不遂，患侧僵硬拘挛，兼见头痛头晕，面赤耳鸣。舌红，苔薄黄，脉弦或弦涩	平肝潜阳	天麻钩藤饮加减	心脑静片、天麻钩藤颗粒、脑血栓片

2. 语言不利

	症状	治法	方剂	中成药
风痰阻络	肢体麻木，舌强语謇，或伴胸闷多痰。舌苔腻，脉弦滑	祛风涤痰	解语丹加减	醒脑再造胶囊
肝阳上亢	言语謇涩，头痛头胀，或眩晕耳鸣，急躁多怒。舌红苔黄，脉弦	平肝潜阳	镇肝息风汤加减	清眩治瘫丸、心脑静片

续表

	症状	治法	方剂	中成药
肾精亏损	音暗失语，心悸气短，耳鸣，腰膝酸软，舌红或淡，苔薄少，脉细无力	滋肾利窍	地黄饮子加减	

考点 10 ★★★　头痛

	症状	治法	方剂	中成药
风寒头痛	头痛时作，痛连项背，恶寒畏风，受风尤剧，口不渴。苔薄白，脉浮	祛风散寒	川芎茶调散加减	川芎茶调颗粒、都梁丸（胶囊）
风热头痛	头痛且胀，甚则头痛如裂，发热或恶风，口渴欲饮，或面红目赤，或便秘溲黄。舌红，苔黄，脉浮数	疏风清热	桑菊饮加减	芎菊上清丸、清眩丸（片）
肝阳上亢	头痛而眩，心烦易怒，夜寐不宁，或兼胁痛，面红口苦。苔薄黄，脉弦有力	平肝潜阳	羚角钩藤汤加减	天麻钩藤颗粒、脑立清丸、松龄血脉康胶囊
瘀血阻络	头痛经久不愈，痛处固定不移，痛如锥刺，或有头部外伤史。舌紫，苔薄白，脉细或细涩	祛瘀通络	通窍活血汤加减	通天口服液

考点 11 ★★　眩晕

	症状	治法	方剂	中成药
肝火上扰	眩晕耳鸣，头胀且痛，每因恼怒或疲劳而头晕、头痛加剧，急躁易怒，少寐多梦，时颜面潮红，口苦便秘。舌红，苔黄，脉弦	清肝泻火	龙胆泻肝汤加减	龙胆泻肝丸、当归龙荟丸
气血亏虚	眩晕动则加剧，劳累即发，面色㿠白，唇甲无华，心悸少寐，神疲懒言，饮食减少。舌淡，脉细弱	益气养血	八珍汤加减	归脾丸、八珍颗粒、十全大补丸
痰浊上蒙	眩晕而见头重如裹，胸闷恶心，食少多寐。苔白腻，脉濡滑	涤痰宣窍	涤痰汤加减	半夏天麻汤
肝肾阴虚	眩晕而精神萎靡，健忘，耳鸣，腰膝酸软，或五心烦热，少寐多梦。舌红苔少，脉弦细数	滋肾养肝	杞菊地黄丸加减	杞菊地黄丸、滋补肝肾丸

考点 12 ★　消渴

	症状	治法	方剂	中成药
阴虚燥热	烦渴引饮，消谷善饥，小便频数而多，尿混而黄，形体消瘦，舌红苔薄黄，脉滑数	养阴润燥	玉女煎加减	消渴平片、清胃黄连丸合六味地黄丸

续表

	症状	治法	方剂	中成药
脾胃气虚	口渴引饮，能食与便溏并见，或饮食减少，精神不振，四肢乏力。舌淡，苔薄白而干，脉细弱无力	健脾益气	参苓白术散加减	参苓白术散、人参健脾丸
肾阴亏虚	尿频量多，浊如膏脂，腰酸膝软，头晕耳鸣，多梦遗精，乏力肤燥。舌红少苔，脉细数	滋养肾阴	杞菊地黄丸加减	杞菊地黄丸、六味地黄丸、左归丸
阴阳两虚	小便频数，甚则饮一溲一，咽干舌燥，面容憔悴，耳轮干枯，腰膝酸软，畏寒肢冷。舌淡苔白乏津，脉沉细无力	温阳滋肾	金匮肾气丸加减	生力胶囊、强肾片

考点 13 ★★　淋证

	症状	治法	方剂	中成药
热淋	小便频数短涩，灼热刺痛，溺色黄赤，少腹拘急胀痛，或寒热，口苦，呕恶，或腰痛拒按，或大便秘结。舌红苔黄腻，脉滑数	清热利湿通淋	八正散加减	八正合剂、热淋清颗粒、三金片、癃清片

续表

	症状	治法	方剂	中成药
石淋	尿中有砂石，排尿涩痛，或排尿时突然中断，尿道窘迫疼痛，少腹拘急，往往突发一侧腰腹绞痛难忍，甚则牵及外阴，尿中带血。舌红，苔薄黄，脉弦或弦数	清热利湿，排石通淋	石韦散加减	排石颗粒、石淋通片、复方金钱草颗粒
劳淋	小便不甚赤涩，溺痛不甚，但淋沥不已，时作时止，病程缠绵，遇劳即发，腰膝酸软，神疲乏力。舌质淡，脉细弱	补脾益肾	无比山药丸加减	同仁金匮肾气丸、济生肾气丸（片）、五子衍宗丸

考点14 ★★★ 癃闭

	症状	治法	方剂	中成药
膀胱湿热	小便点滴不通，或量极少而短赤灼热，小腹胀满，口苦口黏，或口渴不欲饮，或大便不畅。舌质红，苔黄腻，脉数	清热利湿，通利小便	八正散加减	八正合剂、三金片、热淋清颗粒、复方金钱草颗粒
湿热瘀阻	小便点滴而下，或尿如细线，甚则阻塞不通，烦躁口苦。舌质紫暗或有瘀点，苔黄腻，脉涩	行瘀散结，通利水道	代抵当丸	癃闭舒胶囊（片）、前列欣胶囊、前列通片

续表

	症状	治法	方剂	中成药
肾阳衰惫	小便不通，或点滴不爽，排尿无力，头晕耳鸣，神气怯弱，腰酸无力。舌质淡，苔薄白，脉沉细或弱	温补肾阳，化气行水	济生肾气丸加减	前列舒丸、济生肾气丸

考点15 ★★★ 阳痿

	症状	治法	方剂	中成药
惊恐伤肾	阳痿不举，头晕，耳鸣，健忘，心悸易惊，胆怯多疑，夜多噩梦，常有被惊吓史。舌质淡，苔薄白，脉弦细	益肾填精	大补元煎加减	六味地黄丸、补肾安神口服液
心脾两虚	阳痿不举，心悸，失眠多梦，神疲乏力，面色萎黄，食少纳呆，腹胀便溏。舌淡，苔薄白，脉细弱	补益心脾	归脾汤加减	归脾丸、刺五加脑灵合剂
肾阳不足	阳事不举，或举而不坚，精薄清冷，神疲倦怠，畏寒肢冷，面色㿠白，头晕耳鸣，腰膝酸软，夜尿清长。舌淡胖，苔薄白，脉沉细	温肾壮阳	右归丸加减	蚕蛾公补片、桂附地黄丸、右归丸
肝郁不舒	阳事不起，或起而不坚，心情抑郁，胸胁胀痛，脘闷不适，食少便溏。舌苔薄白，脉弦	疏肝解郁	逍遥散加减	逍遥丸、加味逍遥丸、解郁安神颗粒

考点 16 ★★★　郁证

	症状	治法	方剂	中成药
肝气郁结	精神抑郁，情绪不宁，胸胁胀痛无定处，胸闷嗳气喜太息，腹胀纳呆，大便或秘或溏泄，女子月事不行。苔薄腻，脉弦	疏肝解郁	逍遥散加减	解郁安神丸、逍遥丸、加味逍遥丸、解郁丸
痰气郁结	咽中不适，如有物梗阻，咽之不下，咯之不出，胸中闷窒，或兼胁痛。苔白腻，脉弦滑	化痰利气	半夏厚朴汤加减	舒肝平胃丸、二陈丸合胃苏颗粒
心脾两虚	多思善虑，心悸胆怯，少寐健忘，面色不华，头晕神疲，食少纳呆。舌淡，脉细弱	健脾养心	归脾汤加减	归脾丸、人参归脾丸

考点 17 ★★　虚劳

	症状	治法	方剂	中成药
气虚	神疲乏力，少气懒言，声音低微，头晕，自汗，不思饮食，活动后诸症加重。舌质淡，或有齿痕，苔薄白，脉虚无力	益气补虚	四君子汤加减	四君子丸、玉屏风颗粒、补中益气丸、参芪口服液

续表

	症状	治法	方剂	中成药
血虚	头晕眼花，心悸多梦，手足发麻，面色萎黄，口唇、爪甲色淡，妇女月经量少。舌质淡，脉细	补血养肝	四物汤加减	四物颗粒、当归补血口服液、八珍颗粒、十全大补膏（丸）
阴虚	形体消瘦，口燥咽干，潮热颧红，五心烦热，盗汗，小便短黄，大便干结。舌质红，舌面少津，苔少或无苔，脉细数	养阴生津	沙参麦冬汤	六味地黄丸、大补阴丸、知柏地黄丸、左归丸、麦味地黄丸
阳虚	怕冷，四肢不温，口淡不渴，自汗，小便清长或尿少浮肿，大便溏薄。舌质淡，舌体胖，苔白滑，脉沉迟	补阳温中	附子理中汤加减	附子理中丸、桂附理中丸、桂附地黄丸、济生肾气丸、四神丸、右归丸
阴阳两虚	不耐寒热，头晕，神疲乏力，口渴，自汗盗汗，舌质淡，舌面少津，苔白，脉沉细或沉细数	阴阳双补	桂附地黄丸加减	清宫长春胶囊、五子衍宗丸、龟鹿二仙膏

考点 18 ★ ★ ★ 　痹证

	症状	治法	方剂	中成药
行痹	肢体关节酸痛，游走不定，关节屈伸不利，或有恶风、发热等表证。苔薄白，脉浮	祛风通络，散寒除湿	防风汤加减	九味羌活丸
痛痹	肢体关节紧痛，痛有定处，遇寒痛增，得温痛减，痛处不红不热而常有冷感，关节屈伸不利。苔薄白，脉弦紧或沉迟而弦	温经散寒，祛风除湿	乌头汤加减	风湿定片、小活络丸、木瓜丸、寒湿痹颗粒、风湿骨痛胶囊
着痹	肢体关节酸痛、重着，患处肿胀，痛有定处，手足沉重，活动不利，肌肤麻木不仁。苔白腻，脉濡滑	除湿通络，祛风散寒	薏苡仁汤加减	寒湿者可选风湿痹康胶囊、痹痛宁胶囊；湿热者可选四妙丸、湿热痹痛颗粒
尪痹	痹证日久不愈，肢体、关节疼痛，屈伸不利，关节肿大僵硬、变形，甚则肌肉萎缩，筋脉拘急，肘膝不伸，或以尻代踵，以背代头，伴腰膝酸软，骨蒸潮热，自汗、盗汗，舌红或淡，脉细数	化痰祛瘀，滋养肝肾	桃红饮合独活寄生汤加减	独活寄生丸（合剂）、尪痹颗粒、益肾蠲痹丸

考点19 ★　中暑

	症状	治法	方剂	中成药
阳暑	发热汗多，头痛面红，烦躁，胸闷，口渴多饮，溲赤，或兼见恶寒。舌红少津，脉洪大	清热生津	白虎汤加减	清暑益气丸、清暑解毒颗粒
阴暑	发热恶寒，无汗，身重疼痛，神疲倦怠。舌质淡，苔薄黄，脉弦细	解表散寒，祛暑化湿	香薷饮加减	藿香正气软胶囊（藿香正气水）、十滴水

第三节　中医外科病证的辨证论治

考点1 ★　疖疬

	症状	治法	方剂	中成药
热毒蕴结	好发于项后发际、背部、臀部。轻者疖肿只有一二个，多则可散发全身，或簇集一处，或此愈彼起；伴发热，口渴，溲赤，便秘。苔黄，脉数	清热解毒	五味消毒饮合黄连解毒汤加减	连翘败毒丸，清热暗疮丸，金花消痤丸。疖疬初期外治选用：小者用三黄洗剂外搽，大者用如意金黄散醋调外搽

续表

	症状	治法	方剂	中成药
湿毒瘀结	可发于全身任何部位，除发热等症状外，局部以红赤肿胀，灼热疼痛为主，为肿势渐增大，中央变软，波动，脓栓形成或破溃，疼痛加剧，伴有发热、口渴、便干、尿黄。舌苔黄或黄腻，脉滑数	清热利湿，解毒透脓	仙方活命饮合透脓散加减	牛黄醒消丸、当归苦参丸。早期可外用如意金黄膏，后期可用生肌散或生肌玉红膏

考点2 ★★　乳癖

	症状	治法	方剂	中成药
肝郁痰凝	多见于青壮年妇女，单侧或双侧乳房出现肿块，或月经前增大，乳房胀痛或溢乳，乳房肿块随喜怒消长，伴有胸闷胁胀，善郁易怒，失眠多梦，心烦口苦。舌苔薄黄，脉弦滑	疏肝理气，化痰消坚	逍遥蒌贝散加减	乳核散结片、乳疾灵颗粒、乳癖消片（胶囊、颗粒）合加味逍遥丸
冲任失调	乳房肿块，结节感明显，乳房胀痛，经前加重，经后减轻，面色少华，腰膝酸软，精神倦怠，心烦易怒，月经紊乱。舌淡红，苔薄白，脉沉细	调摄冲任	二仙汤合四物汤加减	乳增宁胶囊、乳癖消片（胶囊、颗粒）合加味逍遥丸、更年安

考点3 ★★　痤疮

	症状	治法	方剂	中成药
肺经风热	面部粟疹累累，色红，疼痛，或有脓疱，伴口干渴，大便秘结，小便短赤。舌质红，苔薄黄，脉弦滑	疏风清肺	枇杷清肺饮加减	黄连上清丸
胃肠湿热	颜面、胸背皮肤油腻，皮疹红肿疼痛，伴口臭、便秘、溲黄。舌质红，苔黄腻，脉滑数	清热除湿解毒	茵陈蒿汤加减	防风通圣丸、清痤丸
痰湿瘀滞	皮疹颜色暗红，以结节、脓肿、囊肿、瘢痕为主，或见窦道，经久难愈。伴纳呆腹胀。舌质暗红或有瘀斑，苔黄腻，脉弦滑	除湿化痰，活血散结	二陈汤合桃红四物汤加减	当归苦参丸、连翘败毒丸

考点4 ★　瘾疹

	症状	治法	方剂	中成药
胃肠湿热	风团大片色红，瘙痒剧烈；发疹同时伴脘腹疼痛，恶心呕吐，神疲纳呆，大便秘结或泄泻。舌质红，苔薄白或黄，脉弦滑数	通腑泄热，疏风解表	防风通圣散加减	防风通圣丸。外用三黄洗剂或青油调敷

续表

	症状	治法	方剂	中成药
风热犯表	风团鲜红, 灼热剧痒, 遇热则剧, 得冷则减; 伴有发热、恶寒、咽喉肿痛。舌质红, 苔薄白或薄黄, 脉浮数	疏风清热, 解表止痒	消风散加减	消风止痒颗粒

考点 5 ★　痔疮

1. 内痔

	症状	治法	方剂	中成药
肠风下血	大便带血, 滴血或喷射状出血, 血色鲜红, 或有肛门瘙痒。舌红, 苔薄白或薄黄, 脉浮数	清热凉血祛风	凉血地黄汤加减	槐角丸
湿热下注	便血色鲜红, 量较多, 肛内肿物外脱, 可自行回缩, 肛门灼热。舌红, 苔黄腻, 脉弦数	清热利湿止血	脏连丸加减	地榆槐角丸。外用化痔栓
气滞血瘀	肛内肿物脱出, 甚至嵌顿, 肛管紧缩, 坠胀疼痛, 甚至肛缘有血栓、水肿, 触痛明显。舌质暗红, 苔白或黄, 脉弦细涩	理气祛风活血	止痛如神汤加减	马应龙麝香痔疮膏 (外用)

续表

	症状	治法	方剂	中成药
脾虚气陷	肛门松弛,痔核脱出须手法复位,便血色鲜或淡,面白少华,少气懒言,纳少便溏。舌淡,边有齿痕,苔薄白,脉弱	补气升阳举陷	补中益气汤加减	补中益气丸(合剂、颗粒)、补气升提片

2. 外痔

	症状	治法	方剂	中成药
气滞血瘀	肛缘肿物突起,排便时可增大,有异物感,可有胀痛或坠痛,局部可触及硬性结节。舌暗红,苔淡黄,脉弦涩	活血化瘀,行气通便	桃仁承气汤加减	消痔软膏(外用)
湿热下注	肛缘肿物隆起,灼热疼痛,咳嗽、行走、坐位均可使疼痛加剧,便干或溏,溲赤。舌红,苔薄黄或黄腻,脉滑数或浮数	清热利湿,消肿止痛	止痛如神汤加减	马应龙麝香痔疮膏(外用)

考点6 ★ 跌打损伤

	症状	治法	方剂	中成药
气滞血瘀	患部剧烈疼痛，活动受限，腰部的俯、仰、转侧均感困难，不能挺直，严重者不能站立。若因挫伤引起，则局部可见肿胀、压痛均较明显。舌偏暗或有瘀斑，脉弦或紧	初期活血祛瘀，行气止痛；后期舒筋活血，补益调治	初期顺气活血汤加减；后期疏风养血汤或舒筋活血汤加减	活血止痛散（胶囊）、舒筋活血丸（片）、跌打丸。外用麝香壮骨膏、狗皮膏、云南白药膏、红药气雾剂
风寒湿瘀	多有不同程度慢性外伤史。多为隐痛，往往与腰部劳累或天气变化有关。急性发作时疼痛加剧，可伴有腰肌痉挛，腰部活动受限。舌偏淡暗，苔白腻，脉濡细或涩	补益调治，温经通络	独活寄生汤或补肾壮筋汤加减	独活寄生丸（合剂）、养血荣筋丸。外用麝香壮骨膏，狗皮膏，代温灸膏或正骨水
瘀血阻络	伤后疼痛，活动受阻，常因运动时间长久后伤处附近关节疼痛，乏力，酸软，极度痛苦，可有不规则的发热，心悸，食欲不振，舌质紫，苔白，脉涩弦	活血止痛，舒筋活络	身痛逐瘀汤或桃红饮加减	活血止痛胶囊、跌打活血散、沈阳红药胶囊、七厘散，病情较轻者也可选用三七片、云南白药胶囊

第四节 中医妇科病证的辨证论治

考点1★ 月经不调

1. 月经先期

	症状	治法	方剂	中成药
肾气虚	月经提前，量少，色淡质稀，腰酸腿软，头晕耳鸣，小便频数。舌淡暗，苔薄白，脉沉细而弱	补肾益气，固冲调经	固阴煎加减	固经丸
肝经郁热	经期提前，量多或少，经色紫红，质稠有块，经前乳房、胸胁、少腹胀痛，烦躁易怒，口苦咽干，喜叹息。舌红，苔黄，脉弦数	疏肝解郁，清热调经	丹栀逍遥散加减	加味逍遥丸（口服液）

2. 月经后期

	症状	治法	方剂	中成药
肾虚血少	经期错后，量少色淡，经质清稀，腰膝酸软，头晕耳鸣，带下清稀，面色晦暗，或面部暗斑。舌淡暗，苔薄白，脉沉细无力	补肾益气，养血调经	归肾丸合四物汤加减	乌鸡白凤丸（胶囊、片）、归芍地黄丸、春血安胶囊

续表

	症状	治法	方剂	中成药
气滞血瘀	经期延后，经量偏少，经色暗红，或有血块，小腹胀痛，精神抑郁，胸闷不舒。舌苔正常，脉弦	活血行气，化瘀止痛	膈下逐瘀汤加减	调经丸、益母丸、调经活血片

3. 月经先后无定期

	症状	治法	方剂	中成药
肾虚	月经先后不定，量少质稀，其色淡暗，头晕耳鸣，腰膝酸软，小便频数。舌淡，苔薄白，脉沉细	补肾益气，养血调经	固阴煎加减	女金丸、乌鸡白凤丸、参桂鹿茸丸
肝郁	经行或先或后，经量或多或少，色紫红有块，血行不畅，胸胁、乳房、少腹胀痛，情志不舒，心烦易怒，嗳气食少，时欲叹息。舌质淡红，苔薄，脉弦	疏肝解郁，和血调经	逍遥散加减	逍遥丸、妇科得生片、妇科调经丸

考点 2 ★★ 痛经

	症状	治法	方剂	中成药
气滞血瘀	经前或经期，小腹胀痛拒按，经血量少，经行不畅，经色紫暗有块，块下痛减，胸胁、乳房作胀。舌紫暗或有瘀点，脉弦涩	理气活血，化瘀止痛	膈下逐瘀汤加减	调经丸、调经活血片、元胡止痛片、益母丸
阳虚内寒	经期或经后小腹冷痛，得热痛减，经量少，经色暗淡，畏寒肢冷，腰腿酸软，小便清长。舌苔白润，脉沉	助阳暖宫，温经止痛	温经汤加减	艾附暖宫丸、痛经宝颗粒、痛经丸

考点 3 ★ 崩漏

	症状	治法	方剂	中成药
气血两虚	经血非时而下，量多如崩，或淋沥不断，色淡质稀，神疲体倦，气少懒言，面色无华，唇舌色淡，苔薄白，脉细弱	补血益气止血	圣愈汤合血安胶囊加减	定坤丹、同仁乌鸡白凤口服液、乌鸡白凤丸等
脾不统血	经血非时而下，量多如崩，或淋沥不断，色淡质稀，神疲体倦，气短懒言，不思饮食，四肢不温，或面浮肢肿，面黄，舌淡胖，苔薄白，脉缓弱	健脾益气，固冲止血	固冲汤加减	人参归脾丸、归脾丸、女金丸

续表

	症状	治法	方剂	中成药
肝肾不足	经血非时而下，出血量多，淋沥不尽，色淡质稀，两目干涩，腰酸膝软，面色晦暗，舌淡暗，苔薄白，脉沉弱	补益肝肾，固冲止血	调肝汤加减	鹿角胶颗粒、安坤赞育丸、妇科止血灵等
瘀血阻络	经血非时而下，量多或少，淋沥不净，血色紫暗有块，小腹疼痛拒按，舌紫暗或有瘀点，脉涩或弦涩有力	活血祛瘀，温经止血	逐瘀止崩汤加减	坤灵丸、少腹逐瘀丸（颗粒）

考点4 ★ 带下过多

	症状	治法	方剂	中成药
肾虚带下	带下量多，色白稀薄，淋沥不断，腰酸膝软，头晕目眩，小便频数，大便溏薄。舌淡润，苔薄白，脉沉迟	温肾益气，涩精止带	内补丸加减	金樱子膏、妇宝颗粒、参茸卫生丸
湿热下注	带下量多，色黄如脓，或赤白相兼，状如米泔，臭秽难闻，小腹疼痛，腰骶酸痛，口苦咽干，小便短赤。舌红，苔黄腻，脉滑数	清热解毒，利湿止带	止带方加减。若属肝经湿热下注者，用龙胆泻肝汤加减	白带丸、妇科止带片、妇炎净胶囊、妇科千金片、妇炎康片、盆炎净颗粒

续表

	症状	治法	方剂	中成药
脾虚湿盛	带下量多，色白或淡黄，质稀薄，无臭气，绵绵不断，神倦乏力，四肢不温，纳少便溏，两足跗肿，面色㿠白。舌淡，苔白腻，脉缓弱	健脾益气，除湿止带	完带汤加减	白带片、除湿白带丸、妇科白带膏

考点 5 ★ 绝经前后诸证

	症状	治法	方剂	中成药
阴虚火旺	经断前后，头晕耳鸣，腰酸腿软，烘热汗出，五心烦热，失眠多梦，口燥咽干，或皮肤瘙痒，月经周期紊乱，量少或多，经色鲜红。舌红苔少，脉细数	滋肾益阴，育阴潜阳	六味地黄丸加减	更年安片（丸、胶囊）、坤宝丸、更年宁心胶囊
脾肾阳虚	经断前后，头晕耳鸣，腰酸膝软，腹冷阴坠，形寒肢冷，小便频数或失禁，带下量多，月经不调，量多或少，色淡质稀，食少便溏，倦怠乏力，精神萎靡，面色晦暗，舌淡，苔白滑，脉沉细而迟	温肾壮阳，健脾益气	健固汤加减	龙凤宝胶囊、妇宁康片

第五节　中医儿科病证的辨证论治

考点1★　积滞

	症状	治法	方剂	中成药
乳食内积	不思乳食，嗳腐酸馊或呕吐食物、乳片，脘腹胀满，疼痛拒按，大便酸臭或便秘，肚腹热甚，心烦，夜眠不安，低热，手足心热。苔白厚腻，或黄腻，脉弦滑，或指纹紫滞	消乳化食，和中导滞	乳积用消乳丸加减；食积用保和丸加减	小儿消食片、开胃山楂丸、枳实导滞丸、四磨汤口服液、大山楂丸、保和颗粒（丸）
脾虚夹积	面色萎黄，形体消瘦，神疲肢倦，不思乳食，腹满喜按，大便稀溏腥臭，夹乳片或不消化食物残渣。舌质淡，苔白腻，脉濡细而滑，或指纹淡滞	健脾助运，消食化滞	健脾丸加减	健胃消食片、健脾丸、开胃健脾丸

考点2★★　厌食

	症状	治法	方剂	中成药
脾运失健	纳呆，食无味，或拒食，形体尚可，常伴嗳气泛恶，胸闷脘痞，大便不调，面色少华，精神正常。舌苔薄白或薄腻，脉尚有力	调和脾胃，运脾开胃	不换金正气散加减	枳术丸（颗粒）、健儿消食口服液、健脾消食丸

续表

	症状	治法	方剂	中成药
脾胃气虚	不思进食，食而不化，面色萎黄，神倦多汗，大便偏稀夹有不消化食物，面色少华，形体偏瘦，肢倦乏力。苔薄白，脉无力	健脾益气，佐以助运	异功散加减	参苓白术散（丸）、健胃消食片、启脾丸、小儿厌食口服液
胃阴不足	口干多饮，纳呆食少，皮失润泽，大便偏干，小便短黄，甚或烦躁少寐，手足心热。舌偏红少津，苔少或花剥，脉细数	养胃育阴，佐以助运	养胃增液汤加减	儿宝颗粒

第六节　中医耳鼻咽喉科病证的辨证论治

考点1★★★　鼻渊

	症状	治法	方剂	中成药
风热蕴肺	鼻塞，涕黄稠而量多，嗅觉差，鼻黏膜红肿，可伴头痛，发热，汗出，胸闷，咳嗽，痰多。舌红苔黄，脉浮数	祛风清热宣窍	泻白散合辛夷清肺饮加减	辛芳鼻炎胶囊、鼻炎通喷雾剂、辛夷鼻炎丸、鼻炎片、鼻窦炎口服液

续表

	症状	治法	方剂	中成药
胆经郁热	脓涕量多，色黄或黄绿，或有臭味，鼻塞重，嗅觉差，鼻黏膜红赤，伴头痛较剧，口苦，咽干，目眩，耳鸣，耳聋，寐少梦多，烦躁易怒，小便黄赤。舌红，舌苔黄或腻，脉弦数	清胆泻热通窍	龙胆泻肝汤加减	藿胆片、鼻渊舒口服液

考点2 ★ 口疮

	症状	治法	方剂	中成药
心脾积热	口腔黏膜溃疡，灼痛明显，常因过食煎炒辛辣或寐少而发，伴口渴心烦，失眠，小溲短黄，大便秘结；检查见黏膜表面有黄白色假膜，周边红肿。舌红，苔黄或腻，脉数有力	清心泻脾，消肿止痛	凉膈散加减	内服清胃黄连片、万应胶囊、牛黄解毒丸（片、胶囊）、栀子金花丸、导赤丸、三黄片；外用口腔溃疡散、珠黄散、锡类散、桂林西瓜霜、复方珍珠散

续表

	症状	治法	方剂	中成药
脾肾阳虚	口疮疼痛较轻，久难愈合，伴倦怠乏力，面色㿠白，腰膝或少腹以下冷痛，小便清；检查见口疮色白或暗，周边淡红或不红。舌淡苔白，脉沉迟	温肾健脾，化湿敛疮	附子理中丸或金匮肾气丸加减	内服附子理中丸、桂附理中丸、桂附地黄丸、四神丸。外用珍珠粉

考点 3 ★　咽喉肿痛

	症状	治法	方剂	中成药
风热外袭	咽部疼痛，逐渐加重，吞咽或咳嗽时疼痛加剧，咽部红肿，颌下有瘰核；伴见发热恶风，头痛，咳嗽痰黄。舌质红，苔黄，脉浮数	疏风清热，消肿利咽	疏风清热汤加减	复方鱼腥草片、复方草珊瑚片、金嗓开音丸、黄氏响声丸、利咽解毒颗粒
火毒上攻	咽喉疼痛红肿，吞咽困难，咽喉如梗，咽部红肿明显，颌下有瘰核、压痛，伴发热，口渴喜饮，头痛剧，小便短赤，大便秘结。舌红苔黄，脉数有力	泄热解毒，利咽消肿	清咽利膈汤加减	桂林西瓜霜、板蓝根茶（颗粒）、清咽利膈丸、六神丸、青果丸、清咽丸
虚火上炎	咽部干燥，微痛，干痒，灼热，有异物感，干咳少痰，或痰中带血；或伴颧红潮热，耳鸣多梦。舌红，苔少，脉细数	滋阴降火，清肺利咽	养阴清肺汤或知柏地黄丸加减	玄麦甘桔颗粒、铁笛丸、金果含片、金果饮咽喉片

第四章　民族医药基础知识

第一节　藏医药基础知识

考点1★★　五元、三因、阴阳学说的内容

1.五元即土、水、火、风、空五种物质元素。

2.三因即隆、赤巴、培根三种因素，"隆"与五元中的"风"相同；"赤巴"为火；"培根"，"培"为水，"根"为土。

3.阴阳（寒热）学说。

考点2★　藏医的治疗原则

1.总原则　主要包括预防为主的原则，饮食起居为主的原则，治本为主治标为次的原则，治主病为主治并发症为次的原则等。

2.具体治则　包括猫逮老鼠、驱马入道、白鹭叼鱼、狭路逢敌、登梯高攀、勇士歼敌、调节仇杀、牛羊负驮。

考点3★　藏医的治疗方法

有平息法、补益法、消散法、汗法、油疗法、泻下法、药浴法、擦涂法、手术法、催吐法、滴

鼻法、缓导泻法、峻导泻法、利尿法、罨敷法、金针穿刺法、放血疗法、火灸等18种。

考点4 ★★★ 药物与五元的关系

土性药性重、稳、钝、柔、润、干。

水性药性稀、凉、重、钝、润、柔、软等。

火性药性热、锐、干、糙、轻、腻、动等。

风性药性轻、动、寒、糙、燥等。

空性药性空、虚。

考点5 ★★★ 药物的六味、八性、十七效

1. 六味 为甘、酸、咸、苦、辛、涩。

2. 八性 为重、腻、凉、钝、轻、糙、热、锐。

土元偏盛药物则重、腻；水元偏盛则凉、钝；火元偏盛则热、锐；风元偏盛则轻、糙。

重、腻两性对治特性为轻、糙的隆病。

凉、钝两性对治特性为热、锐的赤巴病。

轻、糙、热、锐四性对治特性为重、柔、寒、钝的培根病。

3. 十七效 为柔、重、温、腻、稳、寒、钝、凉、软、稀、燥、干、热、轻、锐、糙、浮。

考点6 ★ 配伍方法、原则

1. 配伍方法 藏医在配方时形成按味、性、效、化味配伍的方法。

2.配方原则

（1）君、臣、佐、使配伍原则。

（2）找温和配伍原则。

（3）加减原则。

（4）寒、热药性分别配伍的原则。

考点7 ★　剂型和用药禁忌

1.藏药的剂型主要有　汤剂、散剂、丸剂、糊剂、酥油丸、灰丹剂、膏剂、药酒、胶囊等。

2.用药禁忌

（1）配伍禁忌：性质相反的药物不可配伍于同一方剂中。

（2）饮食禁忌：鱼肉反鸡蛋、乳类，乳类反水果，豆叶、红块糖、乳酪相反，蘑菇反白芥子油，鸠肉反乳酪，蜂蜜不可与等量植物油食用。

（3）妊娠用药禁忌：大凡剧毒药、峻泻药、活血祛瘀药等应忌用或慎用。

考点8 ★★　常用方剂

方剂	功能
七十味珍珠丸	安神、镇静、通经活络、调和气血、醒脑开窍
二十五松石丸	清热解毒、疏肝利胆、化痰
二十五珊瑚丸	开窍、通络、止痛
六味安消散	和胃健脾、消积导滞、活血止痛

续表

方剂	功能
仁青芒觉	清热解毒、益肝养胃、明目醒神、愈疮、滋补强身
仁青常觉	清热解毒、调和滋补
坐珠达西	疏肝、健胃、清热、愈溃疡、消肿
七味红花殊胜丸	清热消炎、保肝退黄
五味渣驯丸	清肝热、利胆退黄
二十五味鬼臼丸	祛风镇痛、调经血
洁白丸	健脾和胃、止痛止吐、分清泌浊
大月晶丸	消炎解毒、和胃止酸、消食化痞
萨热十三味鹏鸟丸	消炎止痛、通经活络、醒脑开窍
三十五味沉香丸	清瘟泻热、宽胸益肺、祛风通痹
十三味蒺冥丸	清热、通淋、消炎止痛
降脂丸	清血除脂
二十九味能消散	祛寒化痞、消食、调肝益肾
十一味金色丸	清热解毒、化瘀
十味黑冰片丸	温胃消食、破积利胆
八味沉香散	清心热、养心、安神、开窍
志嘎汗散	清热解毒、消炎
五味麝香丸	清热解毒、凉血消肿

第二节　蒙医药基础知识

考点1★★　三根、七素、三秽的内容

1. "赫依""希日""巴达干"为三根，是人体的本基。"赫依"属五元之气，"希日"属五元之火，"巴达干"属五元之土和水。

2. 七素为精华、血、肉、脂、骨、髓及红或白精，是机体的构成物质。

3. 三秽指稠、稀、汗等三种排泄物。

考点2★★★　药味、药力、药能、药物功能的内容，药味与五元的关系

1. **药味**　有甘、酸、咸、苦、辛、涩六种药味，源于五元（土、水、火、气、空）。

如土、水生甘，火、土生酸，水、火生咸，水、气生苦，火、气生辛，土、气生涩。因此，甘味药可补属土、水的"巴达干"，苦味药能克属火的"希日"等。

2. **药力**　药力主要为寒性或热性，分为寒、极凉、凉、微凉、中、微温、温、极温、热等级别。

3. **药能**　指药物克制三根的20种特性的效能名称。共有17个，称作十七效。其中，重、腻克制"赫依"病的轻、燥特性；寒、钝克制"希日"

病的热、锐特性；轻、热克制"巴达干"病的重、寒特性。

考点3 ★　组方依据和准则

1.蒙医组方依据药味、药物功能、药物化味配组。

2.组方准则包括方剂组成、各组成数量和药量比例等。

考点4 ★★　传统剂型

蒙药的传统剂型有8种，如汤剂、散剂、丸剂、膏剂、灰剂、油剂、搅全剂、酒剂。

考点5 ★★　用药禁忌

1.妊娠用药禁忌　一般毒剧、刺激性药、峻烈泻药和具有稀血（活血）、破痞功能的药，孕妇禁用；缓泻药和具有利尿、活血化瘀功能的药，孕妇慎用。

2.病证用药禁忌　辨别病证的寒热性质，对热证忌热、温性药；对寒证忌寒、凉性药。

3.老年、儿童用药禁忌　对老年、儿童一般禁用峻泻剂和内有草乌且味数少的制剂。

4.饮食禁忌　蒙医认为浓茶、猪肉、山羊肉和荞麦等，为用药期间必忌之饮食。

第三节 维吾尔医药的基础知识

考点★ 维吾尔医药的基础知识

基础知识	内容
爱日康（四大物质）学说	火、气、水、土四大元素
密杂吉（气质）学说	8种正常气质（热、湿、寒、干、干热、湿热、湿寒、干寒）和8种异常气质
合立体（体液）学说	4种正常体液（胆液质、血液质、黏液质、黑胆质）和4种异常体液
药性	热、湿、寒、干
药性级别	1、2、3、4级。1级为药性最弱，4级为药性最强。药性4级的药物大多数为具有毒性
药味	酸、苦、甜、辛、咸、涩、淡、烈、油9种
制剂剂型	膏状制剂、硬状制剂、散状制剂、液状制剂

第五章　常用医学检查指标及其临床意义

第一节　血常规检查

考点1★★　白细胞计数

成人：$(4 \sim 10) \times 10^9/L$
儿童：$(5 \sim 12) \times 10^9/L$
新生儿：$(15 \sim 20) \times 10^9/L$

考点2★★　红细胞计数

男性：$(4.0 \sim 5.5) \times 10^{12}/L$
女性：$(3.5 \sim 5.0) \times 10^{12}/L$
新生儿：$(6.0 \sim 7.0) \times 10^{12}/L$

红细胞减少的临床意义：
①造血物质缺乏。
②骨髓造血功能低下。
③红细胞破坏或丢失过多。
④继发性贫血。

考点3★★　血红蛋白

男性：$120 \sim 160g/L$

女性：110 ~ 150g/L

新生儿：180 ~ 190g/L

血红蛋白能更好地反映贫血的程度。

考点4 ★★★　血小板计数

（100 ~ 300）×10^9/L

考点5 ★★　红细胞沉降率

魏氏法：男性：0 ~ 15mm/h；女性：0 ~ 20mm/h。

生理性增快见于女性月经期、妊娠 3 个月以上至分娩后 3 周内。

病理性增快见于炎症、组织损伤及坏死、恶性肿瘤、高球蛋白血症。

第二节　尿常规检查

考点1 ★★　尿液酸碱度

干化学试带法：pH5.0 ~ 7.0。

考点2 ★★　尿比重

干化学试带法：1.015 ~ 1.025。

考点3 ★★　尿蛋白

定性：阴性。

定量：20 ～ 80mg/24h。

尿 蛋 白 定 性 试 验 阳 性 或 定 量 试 验 ＞ 150mg/24h 时，称蛋白尿。

考点 4 ★★　尿葡萄糖

干化学试带法定性：阴性。

考点 5 ★★　尿胆红素

1. 尿胆红素的检出是提示肝细胞损伤和鉴别黄疸的重要指标。

2. 尿胆红素阳性多见于：①肝细胞性黄疸。②阻塞性黄疸。

考点 6 ★★　尿潜血

尿血红蛋白：阴性。

尿中出现血红蛋白是血管内溶血的证据之一。

考点 7 ★★　尿中白细胞

干化学试带法定性：阴性。

尿中白细胞增多见于泌尿系统感染，如慢性肾盂肾炎、膀胱炎、前列腺炎等。女性白带混入尿液时，也可发现较多的白细胞。

第三节　粪常规检查

考点1★★　粪外观

1.正常人的粪便色泽为黄褐色

2.临床意义

粪外观	临床意义
稀糊状或水样粪便	各种肠道感染性或非感染性腹泻，或急性胃肠炎
米泔水样便	常见于霍乱、副霍乱
黏液便	小肠炎症、大肠炎症
冻状便	过敏性肠炎、慢性菌痢
脓血便	细菌性痢疾、溃疡性结肠炎、直肠或结肠癌、阿米巴痢疾
乳凝便	儿童消化不良
鲜血便	痔疮、肛裂、息肉等下消化道出血
柏油便	上消化道出血
白陶土便	阻塞性黄疸
细条便	直肠癌

考点2★★★　粪潜血阳性的临床意义

1.消化道溃疡。

2.消化道肿瘤。

3.肠结核、克罗恩病、溃疡性结肠炎。

4.全身性疾病，如紫癜、急性白血病、伤寒、回归热、钩虫病。

第四节 肝功能检查

考点1★★★ 血清丙氨酸氨基转移酶（ALT）

1.速率法：成人 5 ～ 40U/L。

2.ALT 增高的程度与肝细胞被破坏的程度呈正比。

3.ALT 增高临床意义，肝胆疾病、急性心肌梗死、心肌炎、骨骼肌病、传染性单核细胞增多症、胰腺炎等。

考点2★★★ 血清天门冬氨酸氨基转移酶（AST）

1.速率法：成人 8 ～ 40U/L。

2.AST 的测定可反映肝细胞损伤程度。

3.AST 升高临床意义，急性心肌梗死（AMI）、肝脏疾病、进行性肌肉营养不良、皮肌炎、肺栓塞、肾炎、胸膜炎、急性胰腺炎、肌肉挫伤、坏疽、溶血性疾病。

考点3★★ 血清总胆红素（STB）、非结合胆红素（UCB）、结合胆红素（CB）

STB：成人：3.4 ～ 17.1μmol/L。

反映黄疸程度：STB：17.1 ～ 34.2μmol/L 为隐

性黄疸；34.2 ~ 171μmol/L 为轻度黄疸；171 ~ 342μmol/L 为中度黄疸；> 342μmol/L 为重度黄疸。

第五节　肾功能检查

考点 1 ★★　血清尿素氮（BUN）

成人：1.78 ~ 7.14mmol/L。

通过测定尿素氮，可了解肾小球的滤过功能。

考点 2 ★★　血清肌酐（Cr）

男性：44 ~ 132μmol/L。

女性：70 ~ 106μmol/L。

血清 Cr 浓度可在一定程度上准确反映肾小球滤过功能的损害程度。

第六节　血液生化检查

考点 1 ★★　淀粉酶（AMS）

AMS 主要用于急性胰腺炎、胰腺癌等胰腺疾病的诊断和鉴别诊断。

考点 2 ★★★　血清肌酸激酶（CK）及其同工酶

临床意义：

1. 血清 CK 增高　CK 为早期诊断急性心肌梗

死（AMI）的灵敏指标之一。

2. 血清 CK 同工酶增高

（1）CK–MB 增高：CK–MB 是早期诊断 AMI 的重要指标之一。

（2）CK–MM 增高：血清 CK–MM 是骨骼肌损伤的特异指标。

考点 3 ★★　心肌肌钙蛋白 I（cTnI）

肌钙蛋白（cTn）是诊断心肌梗死最特异和敏感的首选标志物，cTnI 是其中之一，cTnI 升高诊断 AMI 的特异性为 93% ～ 96%。

考点 4 ★★　血尿酸（UA）

血尿酸增高是诊断痛风的主要实验室依据。

第七节　糖、脂代谢检查

考点 1 ★★★　空腹血糖（FBG）和口服葡萄糖耐量试验（OGTT）

1. 空腹血糖（FBG） 3.9 ～ 6.1mmol/L。

口服葡萄糖耐量试验（OGTT）：FBG ≤ 6.1 mmol/L，服糖后 2 小时血糖 ≤ 7.8mmol/L。

服糖后 1/2 小时至 1 小时达峰，血糖峰值 < 11.1mmol/L。

2. 空腹血糖临床意义

（1）病理性高血糖：①胰岛素分泌不足：1型糖尿病（分泌绝对不足）、2型糖尿病（分泌相对不足）。②升血糖激素分泌增加：见于甲状腺功能亢进症、嗜铬细胞瘤、肾上腺皮质功能亢进等。③应激状态：如脑卒中、颅脑损伤、心肌梗死、大面积烧伤等。④肝糖原代谢异常：如严重肝病、麻醉、窒息、癫痫等。⑤胰腺病变。⑥药物影响：如噻嗪类利尿剂、口服避孕药等。⑦脱水。

（2）病理性低血糖：①胰岛素分泌过多：胰岛 B 细胞瘤。②降糖药过量：使用口服降糖药或胰岛素。③升高血糖激素分泌减少：甲状腺功能减退症、垂体功能减退等。④肝糖原储存不足：肝炎、肝坏死、肝癌等。⑤其他：特发性低血糖、服用水杨酸等药物。

3. 糖尿病诊断标准　$FBG \geq 7.0mmol/L$；或 OGTT 2 小时血糖 $\geq 11.1mmol/L$；或任何时间血糖（随机血糖）$\geq 11.1mmol/L$。

考点 2 ★★★　糖化血红蛋白（HbA1c）

1. 参考值，HbA1c：4% ～ 6%。

2. HbA1c 水平反映近 2 ～ 3 个月的平均血糖水平。

3. 临床意义

（1）评价糖尿病控制程度，HbA1c 水平与血糖浓度呈正比，可作为糖尿病长期控制状况的良好观察指标。

（2）鉴别高血糖，糖尿病高血糖的 HbA1c 水平增高，而应激性高血糖的 HbA1c 水平正常。

（3）预测血管并发症，糖尿病患者 HbA1c ＞10%，提示并发症严重。

（4）HbA1c 降低，贫血或红细胞更新率增加。

考点 3 ★★　脂代谢检查

脂代谢检查	成人参考值
总胆固醇（TC）	＜ 5.18mmol/L（200mg/dL）
三酰甘油（TG）	＜ 1.70mmol/L（150mg/dL）
高密度脂蛋白（HDL）	≥ 1.04（mmol/L（40mg/dL）
低密度脂蛋白（LDL）	＜ 3.37mmol/L（130mg/dL）

第八节　乙型肝炎病毒标志物检测

考点 1 ★★　乙肝病毒六项临床意义

1. HBsAg 阳性是感染 HBV 的标志；抗 –HBs 阳性表示对 HBV 有免疫力。

2. HBeAg 阳性表示 HBV 在复制，传染性强；抗 –HBe 阳性说明 HBV 被清除或抑制，复制减少，传染性降低。

3. 抗 –HBc IgM 阳性提示 HBV 复制活跃且传染性强。

抗 –HBc IgG 阳性：①高滴度：表示现症感染，常与 HBsAg 并存。②低滴度：表示过去感染，常与抗 –HBs 并存。

大三阳	HBsAg（+）	抗 –HBc（+）	HBeAg（+）
小三阳	HBsAg（+）	抗 –HBc（+）	抗 –HBe（+）

考点 2 ★★　乙肝病毒 DNA 临床意义

乙型肝炎病毒 DNA（HBV–DNA）是诊断乙型肝炎的直接证据。

第六章 中医药文献信息与咨询服务

第一节 中医药信息

考点1★ 特点与来源

1. 特点 历史与现代并重；多学科相互交融；数量迅速递增；质量良莠不齐。

2. 来源 图书、专业期刊、报纸、会议文献、学位论文、专利文献、药品说明书、产品样本。

考点2★★★ 传统文献

1. 医学典籍

代表作	学术价值
《黄帝内经》	最早的一部中医典籍。《素问》：现存最早、最为系统的医学经典著作。《灵枢经》：全面系统总结我国汉代以前中医学理论、经络学说和针刺技术的经典著作，为针灸学的发展奠定了坚实的基础，有《针经》之称

续表

代表作	学术价值
《伤寒论》	总结了先秦两汉时代的医学成就，奠定了中医学辨证论治的基础，后世称为"众方之祖"
《金匮要略方论》	开创了内伤杂病辨证论治的体系
《巢氏诸病源候论》	我国第一本证候学专著
《温疫论》	中医史上第一部论温疫的专著，创立了辨治温疫温病的新理论

2. 本草典籍

代表作	学术价值
《神农本草经》	最早的本草学专著
《本草经集注》	首创药物按自然属性分类
《重修政和经史证类备急本草》	现存最早的完整的古本草合刊本
《本草纲目》	中药学巨著，收载药物1892种，方剂11096首，附有药物图谱1109幅

3. 方书典籍

代表作	学术价值
《肘后备急方》	属急症手册性质
《备急千金要方》	论病首重妇婴病的防治与护理
《千金翼方》	补充《备急千金要方》妇、儿科专篇中的未竟之义
《外台秘要》	继《备急千金要方》后又一部综合性医学巨著，为医学史的研究提供了不少珍贵资料

续表

代表作	学术价值
《太平圣惠方》	以临床实用为目的，理法方药兼收并蓄
《太平惠民和剂局方》	我国第一部成药典
《普济方》	中国古代收方最多的方书

考点3 ★★★　药品标准

1.《中华人民共和国药典》　药典一部收载药材及饮片、植物油脂和提取物、成方制剂和单味制剂等；药典二部收载化学药品、抗生素、生化药品、放射性药品等；药典三部收载生物制品；药典四部为通则和药用辅料。

2.《中华人民共和国卫生部药品标准》《国家食品药品监督管理局标准》

考点4 ★　常用中医药期刊

常用的中医药期刊有《中国中药杂志》《中成药》《中草药》《中药材》《时珍国医国药》《中国中西医结合杂志》《国际中医中药杂志》《中国医学报》《北京中医药》《上海中医药杂志》等。

考点5 ★　常用中医药工具书与文献

《中药大辞典》《中国医籍大辞典》《中医方剂大辞典》《中医大辞典》《中国医学文摘——中医》

考点6 ★　常用药品集和专著

《中华人民共和国药典临床用药须知》《中华本草》《中国中药资源志要》《中国常用药品集》《中国药品使用手册·中成药专册》《全国中草药汇编》

考点7 ★　互联网上的常用数据库

中国知网、万方数据库、维普网、中医药在线、中国生物医学文献数据库。

第二节　咨询服务和用药指导

考点1 ★★　咨询服务方法

1. 咨询环境　紧邻门诊药房或药店大堂；药师咨询处标识；环境舒适；适当隐秘；必备用品。

2. 咨询方式　面对面交流；电话咨询；网络咨询；专题讲座；其他科普资源。

考点2 ★★★　咨询服务的对象和内容

1. **患者用药咨询**　①药品名称。②适应病证。③用药禁忌。④用药方法。⑤用药剂量。⑥服药后预计疗效及起效时间、维持时间。⑦药品的不良反应与药物相互作用。⑧有否替代药物或其他疗法。⑨药品的鉴定辨识、贮存和有效期。⑩药品价格、报销，是否进入医疗保险报销目录等。

2. 医师用药咨询 ①新药信息。②合理用药信息。③药品不良反应（最多）。④药物相互作用和禁忌证。

3. 护士用药咨询 药物配伍、配伍禁忌、剂量、用法，注射剂配置溶媒、浓度和输液滴注速度，以及输液药物的稳定性和配伍的理化变化、药品的保管等信息。

4. 公众用药教育

考点3 ★★★ 咨询技巧

1. 沟通技巧 ①认真聆听。②注意语言的表达。③注意非语言的运用。④注意掌握时间。⑤关注特殊人群。

2. 投诉应对

（1）投诉的类型：服务态度和质量；药品数量；药品质量；退药；用药后发生严重不良反应；价格异议。

（2）患者投诉的处理：选择合适的地点；选择合适的人员（不宜由当事人来接待患者）；接待时的举止行为；用适当的方式和语言；证据原则（强调有形证据）。

考点4 ★★★ 需特殊提醒的用药人群

老年人的用药；妊娠期及哺乳期妇女的用药；

婴幼儿和儿童的用药；肾功能不全患者的用药；肝功能不全患者的用药。

考点 5 ★★★　需特殊提示的情形和特别注意的问题

1. 需特别提示的特殊情况

（1）患者同时使用 2 种或 2 种以上含同一成分的药品时；或合并用药较多时。

（2）当患者用药后出现不良反应时；或既往曾发生过不良反应史。

（3）当患者依从性不好时；或患者认为疗效不理想时或剂量不足以有效时。

（4）病情需要，处方中配药剂量超过规定剂量时（需医师双签字）。处方中用法用量与说明书不一致时，或非药品说明书中所指示的用法、用量、适应证时。

（5）超越说明书范围的适应证或超过说明书范围的使用剂量（需医师双签字确认）。

（6）患者正在使用的药物中有配伍禁忌或配伍不当时（如有明显配伍禁忌时应第一时间联系该医师以避免纠纷的发生）。

（7）第一次使用该药的患者。

（8）近期药品说明书有修改（如商品名、适应证、剂量、有效期、贮存条件、药品不良反应）。

（9）患者所用的药品近期发现严重或罕见的不良反应。

（10）使用含有毒中药或有毒成分药品的患者。

（11）同一种药品有多种适应证或用药剂量范围较大或剂量接近阈值时。

（12）药品被重新分装，而包装的标识物不清晰时。

（13）使用需特殊贮存条件的药品时；或使用临近有效期药品时。

2. 需特别关注的问题

（1）对特殊人群需注意的问题，老年人、女性咨询者（怀孕或有否备孕、哺乳）、患者的疾病状况（肝、肾功能障碍）。

（2）解释的技巧。

（3）尊重患者的意愿，保护患者的隐私。

（4）及时回答不拖延。

第七章 中药调剂操作的基本技能知识

第一节 中药处方

考点1★★ 处方前记、正文、后记的内容

1.前记 包括医疗机构名称、费别、患者姓名、性别、年龄、门诊或住院病历号、科别或病区和床位号、中医临床诊断及开具日期等，并可添列特殊要求的项目。

2.正文 以 Rp 或 R（拉丁文 Recipe "请取"的缩写）标示，分列药品名称、数量、用量、用法，中成药还应当标明剂型、规格。

3.后记 医师签名或者加盖专用签章，药品金额以及审核、调配、核对、发药药师签名或者加盖专用签章。

考点2★★★ 与药名有关的术语

1.炮制类 如酒蒸大黄，能缓和其泻下作用；蜜炙麻黄，能缓和其辛散之性，增强其止咳平喘功效；炒山药，能增强其健脾止泻作用。

2. 修治类　如远志去心、山茱萸去核、乌梢蛇去头及鳞片等。

3. 产地类　如怀山药、田三七、东阿胶、杭白芍、江枳壳等。

4. 品质类　如明天麻、子黄芩、左牡蛎、左秦艽、金毛狗脊、鹅枳实、马蹄决明、九孔石决明等。

5. 采时、新陈类　如绵茵陈（质嫩）、陈香橼、陈佛手、陈皮、嫩桂枝、鲜芦根、鲜茅根、霜桑叶等。

6. 颜色、气味类　如紫丹参、香白芷、苦杏仁等。

考点 3 ★★　与调剂有关的术语

1. 中药调剂　指调剂人根据医师处方，按照配方程序和原则，及时、准确地调配和发放药剂的一项操作技术，具有临时调配的特点，包括中药饮片调剂和中成药的调剂。

2. 饮片用量　一般以 g 为单位，按干品重量计算，鲜品使用时，药品名称前要注明"鲜"。

3. 饮片常规用量　系指成人一日常用剂量。

4. 脚注　脚注的内容包含特殊调剂方法、保存方法、煎法、服法等。

5. 小包装中药饮片　将传统饮片按固定剂量分装，便于调剂分剂，降低调剂误差。

考点 4 ★★　与煎煮等有关的术语

1. 脚注　脚注属于特殊医嘱，常见的有单包、配方用、先煎、后下、包煎、另煎、打碎、冲服、煎汤代水等。

2. 煎药量　煎药应使用符合国家卫生标准的饮用水。儿童每剂一般煎至 100 ～ 300mL，成人每剂一般煎至 400 ～ 600mL，一般每剂按两份等量分装，或遵医嘱。

3. 煎药方法　煎药温度一般不超过 100℃。中药一般煎取两次或遵医嘱。

考点 5 ★★　处方调剂的流程

中药调剂流程一般可分为审方、计价、调配、复核和发药五个部分。

"四查十对"：查处方，对科别、姓名、年龄；查药品，对药名、剂型、规格、数量；查配伍禁忌，对药品性状、用法用量；查用药合理性，对临床诊断。

第二节　处方审核

考点 1 ★★★　处方审核的原则和要求

处方审核包括处方规范性审核和用药适宜性审核。

1.认真审查处方各项内容，包括处方前记、正文、后记是否清晰完整，并确认处方的合法性，对不规范处方或不能判定其合法性的处方不得调剂。对老年、妊娠期、儿童、肝肾功能异常等特殊人群的用药适宜性进行重点审核，如发现问题，应向处方医生或患者核对。

2.药师审核处方后，认为存在用药不适宜时，如有妊娠禁忌、配伍禁忌、超剂量用药、超时间用药、服用方法有误、毒麻药使用违反规定等，应当告知处方医师，请其确认或者重新开具处方。

3.药师发现严重不合理用药或者用药错误，应当拒绝调剂，及时告知处方医师，并应当记录，按照有关规定报告。

4.处方一般以当日有效，特殊情况下需延长有效期的，由开具处方的医师注明有效期，但最长不得超过3天。

5.药师不应擅自涂改医师处方所列的药味、剂量、处方旁注等。

考点2 ★★　处方规范性内容和要求

1.中药饮片处方书写要求

（1）应当体现"君、臣、佐、使"的特点要求。

（2）名称应当按《中华人民共和国药典》规定准确使用，其没有规定的，应当按照本省（区、市）或本单位中药饮片处方用名与调剂给付的规定书写。

（3）剂量用阿拉伯数字书写，原则上应当以克（g）为单位，"g"紧随数值后。

（4）调剂、煎煮的特殊要求注明在药品右上方，并加括号，如打碎、先煎、后下等。

（5）对饮片的产地、炮制有特殊要求的，应当在药品名称之前写明。

（6）整张处方原则上要求横排及上下排列整齐。

（7）中药饮片用法用量应当符合规定，无配伍禁忌。有配伍禁忌和超剂量使用时，应当在药品上方再次签名。

（8）中药饮片剂数应当以"剂"为单位。

（9）处方用法用量，包括每日剂量、采用剂型、每剂分几次服用、用药方法、服用要求等内容，例如："每日 1 剂，水煎 400mL，分早晚两次空腹温服"。

2. 中成药处方的书写要求

（1）按照中医诊断结果，辨证或辨证辨病结合选用适宜的中成药。

（2）中成药名称应当使用经药品监督管理部门批准并公布的药品通用名称，院内中药制剂名称应当使用经省级药品监督管理部门批准的名称。

（3）用法用量应当按照药品说明书规定的常

规用法用量使用，特殊情况需要超剂量使用时，应当注明原因并再次签名。

（4）每张处方不得超过5种药品，每一种药品应当分行顶格书写，药性峻烈的或含毒性成分的药物应当避免重复使用，功能相同或基本相同的中成药不宜叠加使用。

（5）中药注射剂应单独开具处方。

考点3 ★★★　处方的药品用名和处方应付

1. 饮片处方的药品名称

（1）中药饮片的正名和别名：中药正名是以《中国药典》和《药品标准》或《炮制规范》为依据。

正名	别名	正名	别名
大血藤	红藤 血藤 活血藤	补骨脂	破故纸
千金子	续随子	茺蔚子	益母草子 坤草子
大黄	川军 生军 锦纹 将军	佩兰	佩兰叶 雀头草 醒头草
山茱萸	山萸肉 杭山萸 枣皮	南沙参	泡沙参 空沙参 白沙参 白参
马钱子	番本鳖 马前 马前子	牵牛子	黑丑 白丑 二丑 黑白丑
木蝴蝶	玉蝴蝶 千张纸 云故纸 白故纸	重楼	七叶一枝花 蚤休 草河车
甘草	粉甘草 皮草 国老	香附	香附子 莎草根

续表

正名	别名	正名	别名
艾叶	祁艾 蕲艾 灸草 冰台	辛夷	木笔花 辛夷花 毛辛夷
龙眼肉	桂圆肉 益智	海螵蛸	乌贼骨
肉苁蓉	淡大芸	蛇蜕	龙衣
豆蔻	肉果 玉果	淫羊藿	仙灵脾
决明子	草决明 马蹄决明	槟榔	花槟榔 大腹子 海南子
沙苑子	沙苑蒺藜 潼蒺藜	罂粟壳	米壳 御米壳
首乌藤	夜交藤		

（2）饮片的并开药名常考要点

处方药名	调配应付	处方药名	调配应付
二母	知母 贝母	二地丁	蒲公英 紫花地丁
二术、苍白术	苍术 白术	焦三仙	焦山楂 焦麦芽 焦神曲
二门冬、二冬	天冬 麦冬	焦四仙	焦神曲 焦山楂 焦麦芽 焦槟榔
二芍、赤白芍	赤芍 白芍	二蒺藜、潼白蒺藜	刺蒺藜 沙苑子
二决明	生石决明 决明子	盐知柏	盐知母 盐黄柏
二乌	制川乌 制草乌	荆防	荆芥 防风
龙牡	煅龙骨 煅牡蛎		

2.饮片的处方应付 处方应付一般包括中药别名和并开药应付、中药炮制品应付。

（1）常见的处方应付实例

1）处方直接写药名（或炒），需调配清炒品，如紫苏子、莱菔子、谷芽、麦芽、王不留行、酸枣仁、蔓荆子、苍耳子、牛蒡子、白芥子等。

2）处方直接写药名（或炒），需调配麸炒品，如僵蚕、白术、枳壳等。

3）处方直接写药名（或制），需调配炮制品，如草乌（水制）、川乌（水制）、天南星（矾制）、附子（炮制）、吴茱萸（甘草水制）、远志（甘草水制去心）、厚朴（姜制）、何首乌等。

4）处方直接写药名（或炒或炙），需调配烫制品，如龟甲、鳖甲、穿山甲等。

5）处方直接写药名（或煅），需调配煅制品，如花蕊石、钟乳石、自然铜、金礞石、青礞石、瓦楞子等。

6）处方直接写药名（或炒或炭），需调配炭制品，如干漆、炮姜、地榆、侧柏叶、蒲黄等。

7）处方直接写药名（或炒或炙），需调配蜜炙品，如枇杷叶、马兜铃等。

8）处方直接写药名（或炒或炙），需调配醋炙品，如延胡索等。

9）处方直接写药名（或炒或炙），需调配盐炙品，如补骨脂、益智仁等。

（2）处方注明炮制要求的，则按要求调配：处方药名注酒炒，需调配酒炒品，如酒黄芩、酒当归等。处方药名注焦，需调配炒焦品，如焦麦芽、焦谷芽、焦山楂、焦栀子等。处方药名注姜制，需调配姜制品，如姜半夏等。处方药名注霜，需调配霜制品，如柏子仁霜等。处方药名注煨，需调配煨制品，如煨木香等。

考点4 ★★★ 处方的用法用量

1.饮片处方的服用

（1）内服汤剂

1）药液温度：温而不凉时服用，热性病者应冷服，寒性病者应热服。

2）服用次数：若遇到患急性病，或高热不退、四肢冰冷等病情危急的病人，应以重剂量急救，可以一日2～3剂，并且昼夜观察酌情增减。如病缓者一天服一煎，病情紧急者可一次顿服，重病、急病者可隔4小时服药1次，以使药效持续。呕吐的患者或小儿宜小量频服。代茶饮则不拘时频服。

3）服药时间：一般药物宜于饭后服，滋补药宜饭前服，驱虫和泻下药宜空腹服，安眠药宜睡前服，抗疟药宜在发作前1～2小时服用，健胃药和对胃肠刺激性较大的药物宜饭后服。重病者不拘时间，迅速服用，有的也可煎汤代茶饮。昏迷的病人吞咽困难可用鼻饲法。

（2）外用汤剂。

（3）汤剂的煎出量：**汤剂内服一般采取二煎**

煎法，有些滋补药可以煎 3 次，每煎得药液约 200mL，合并煎液后分 2 ~ 3 次服用。

2. 中成药的用法用量

（1）中成药的内服：一般中成药均以温开水送服。黄酒因其味辛性温，具有温通经络、活血散瘀的作用，如活络丹、醒消丸、跌打丸、七厘散等可用黄酒送服。生姜具有散寒、温胃止呕作用，如藿香正气丸、附子理中丸等可用姜汤送服。食盐味咸，能引药入肾，如六味地黄丸、大补阴丸等可用淡盐水送服。清热导滞的至宝锭用焦三仙煎汤送服，以增强消导之功。治疗风热感冒的银翘解毒丸用鲜芦根煎汤送服，取其清热透表生津的协同作用。川芎茶调散用清茶送服，取其清热之效。四神丸、更衣丸用米汤送服，取其保护胃气等。

（2）中成药的外用方法：①调敷患处。②涂患处。③贴患处。④撒布患处。⑤吹布患处。

（3）特殊剂型中成药的正确使用

1）滴丸：主要供口服用，多用于病情急重者，宜以少量温开水送服，有些可直接含于舌下；滴丸在保存中不宜受热。

2）软膏剂（乳膏）：对有破损、溃烂、渗出的部位一般不要涂敷，如急性湿疹，在渗出期采用湿敷方法可收到显著的疗效，若用软膏反可使炎症加剧、渗出增加，相反对急性无渗出性糜烂则宜用粉剂或软膏。

3）滴眼剂：若同时使用 2 种药液，宜间隔 10 分钟；一般先滴右眼后滴左眼，以免用错药，如左眼病较轻，应先左后右，以免交叉感染。

4）眼膏剂：多次开管和连续使用超过 1 个月的眼膏不要再用。

考点 5 ★★★ 用药禁忌

饮片的用药禁忌

（1）配伍禁忌

1）"十八反"配伍禁忌：本草明言十八反，半蒌贝蔹及攻乌。藻戟芫遂俱战草，诸参辛芍叛藜芦。

2）"十九畏"配伍禁忌：硫黄原是火中精，朴硝一见便相争。水银莫与砒霜见，狼毒最怕密陀僧。巴豆性烈最为上，偏与牵牛不顺情。丁香莫与郁金见，牙硝难合荆三棱。川乌草乌不顺犀，人参最怕五灵脂。官桂善能调冷气，若逢石脂便相欺。

（2）妊娠禁忌

1）妊娠禁用药：多为剧毒或性能峻猛的中药。

丁公藤、三棱、干漆、土鳖虫、大皂角、千金子、千金子霜、川乌、马钱子、马钱子粉、马兜铃、天山雪莲、天仙子、天仙藤、巴豆、巴豆霜、水蛭、甘遂、朱砂、全蝎、京大戟、红粉、芫花、两头尖、阿魏、闹羊花、草乌、牵牛子、轻粉、洋金花、莪术、猪牙皂、商陆、斑蝥、雄黄、黑种草子、蜈蚣、罂粟壳、麝香。

2）妊娠慎用药：一般包括活血祛瘀、破气行滞、攻下通便、辛热及滑利类的中药。

人工牛黄、三七、大黄、川牛膝、制川乌、小驳骨、飞扬草、王不留行、天花粉、天南星、制天南星、天然冰片（右旋龙脑）、木鳖子、牛黄、牛膝、片姜黄、艾片（左旋龙脑）、白附子、玄明粉、芒硝、西红花、肉桂、华山参、冰片（合成龙脑）、红花、芦荟、苏木、牡丹皮、体外培育牛黄、皂矾、没药、附子、苦楝皮、郁李仁、虎杖、金铁锁、乳香、卷柏、制草乌、草乌叶、枳壳、枳实、禹州漏芦、禹余粮、急性子、穿山甲、桂枝、桃仁、凌霄花、益母草、通草、黄蜀葵花、常山、硫黄、番泻叶、蒲黄、漏芦、赭石、薏苡仁、瞿麦、蟾酥。

（3）饮食禁忌：寒性病服温热药时要忌生冷食物；热性病服寒凉药时要忌食辛辣食物。服镇静安神药时，忌食辛辣、酒、浓茶等刺激和兴奋中枢神经的食物。服人参等滋补药时要忌饮茶，高热患者忌食油。肾炎及水肿病人不能吃咸。患哮喘、过敏性皮炎、肝炎、疮疖等病，在服药时不能吃鸡肉、羊肉、猪头肉、鱼、蟹、虾、韭菜、发菜等食品。服人参吃白萝卜，会减低甚至消除人参的补气作用。

（4）证候禁忌：体虚多汗者，忌用发汗药；阳虚里寒者，忌用寒凉药；阴虚内热者，慎用苦寒清热药；脾胃虚寒、大便稀溏者，忌用苦寒或泻下药；阴虚津亏者，忌用淡渗利湿药；火热内炽和阴虚火旺者，忌用温热药；妇女月经过多及崩漏者，忌用破血逐瘀之品；脱证神昏者，忌用香窜的开窍药；邪实而正不虚者，忌用补虚药；表邪未解者，忌用固表止汗药；湿热泻痢者，忌用涩肠止泻药。

体虚多汗者忌用发汗力较强的麻黄；虚喘、高血压及失眠患者，慎用麻黄；湿盛胀满、水肿患者，忌用甘草；麻疹已透及阴虚火旺者，忌用升麻；有肝功能障碍者，忌用黄药子；肾病患者，忌用马兜铃；授乳期妇女不宜大量使用麦芽等。

第三节　处方调配与复核

考点1★★★　饮片斗谱安排

1.斗谱编排基本原则

（1）常用药物应放在斗架的中上层，便于调剂操作。

（2）按饮片的质地轻重排序。质地较轻且用量较少的药物，应放在斗架的高层。

质地沉重的矿石、化石、贝壳类药物和易于造成污染的药物（如炭药），多放在斗架的较下层。质地松泡且用量较大的药物，多放在斗架最低层的大药斗内。

（3）按饮片药用部位或功效排列，适用于饮片品种少、配方量小的医院。

（4）经常配伍应用的，如"相须""相使""药对"药物可同放于一个斗中。

2. 其他原则

（1）属于配伍禁忌的药物，不能装于一斗或上下药斗中。如十八反、十九畏的药物均不宜放在一起。

（2）外观性状相似的饮片，尤其是外观形状相似但功效不同的饮片，不宜排列在一起。如蒲黄与海金沙，紫苏子与菟丝子，山药与天花粉，杏仁与桃仁，熟地与黄精，知母与玉竹等。

（3）药名相近，但性味功效不同的饮片不应排列在一起，如附子与白附子，藜芦与漏芦，天葵子与冬葵子等。

（4）同一植物来源但不同部位入药的并且功效不相同的饮片不能排列在一起，如麻黄与麻黄根。

（5）为防止灰尘污染，宜存放在加盖的瓷罐中，如熟地黄、龙眼肉、青黛、玄明粉、松花粉、生蒲黄、乳香面、没药面、儿茶面、血竭面等。

（6）有恶劣气味的药物，不能与其他药物装于一个药斗中，如阿魏、鸡矢藤等。

（7）贵细药品（价格昂贵或稀少的中药）应设专柜存放，由专人管理，每天清点账物，如牛黄、麝香、西红花、人参、西洋参、羚羊角、鹿茸、珍珠、冬虫夏草、海龙、海马等。

（8）毒性中药和麻醉中药应按照有关规定存放，必须专柜、专锁、专账、专人管理。

考点2 ★★　药味调配要求

一方多剂的处方应按"等量递减""逐剂复戥"的原则进行称量分配。每一剂的重量误差应控制在 ±5% 以内。对体积松泡而量大的饮片，如通草、灯心草等应先称，以免覆盖前药。对黏度大的饮片，如瓜蒌、熟地黄等应后称，放于其他饮片之上，以免污染包装用纸。

调配含有毒性中药饮片的处方，每次处方剂量不得超过二日极量，对处方未注明"生用"的，应给付炮制品。

处方中有需要特殊处理的药品，如先煎、后下、包煎、冲服、烊化、另煎等，要单包成小包并注明用法；鲜药应分剂量单包成小包。矿物类、动物贝壳类、果实种子类等质地坚硬的药品，需捣碎后再分剂量调配。

考点 3 ★★　妊娠慎用的中成药

《中国药典》收载的妊娠禁用、忌用的主要品种有：人参再造丸、九气拈痛丸、开胸顺气丸、云南白药、牛黄解毒丸、片仔癀、乌梅丸、六味安消散、壮骨关节丸、妇炎康片、肾炎康复片、脑立清丸、麻仁润肠丸等。

《中国药典》收载的妊娠慎用的主要品种有：牛黄上清丸、牛黄清心丸、山玫胶囊、川芎茶调丸、女金丸、天麻丸、木香顺气丸、心可舒片、四妙丸、安宫牛黄丸、防风通圣丸、附子理中丸、京万红软膏、清咽润喉丸、清肺抑火丸、稳心颗粒等。

第四节　发药

考点★　中药发药流程与要求

发药人员首先核对取药凭证，应问清患者姓名，防止错发事故。含毒麻药品的处方应留存，整理登记，备查。如有联合用药情况，向患者交代联合用药需注意的问题，如中成药和西药，应相隔半小时左右服用。

第五节 中药汤剂

考点1★ 中药汤剂的煎煮程序

1. 在煎煮前先加冷水将饮片浸泡 20 ～ 30 分钟，不宜使用 60℃以上的热水浸泡饮片，一般用水量以高出药面 3 ～ 5cm 为宜，第二煎则应酌减。在煎煮过程中不要随意加水或抛弃药液。

2. 群药按一般煎药法煎煮，需特殊煎煮的饮片则按特殊方法处理。若已煎干则宜加新水重煎，若已煎煳则应另取饮片重新煎煮。

3. 煎煮用火应遵循"先武后文"的原则。解表药多用武火，补虚药多用文火。

4. 一般药一煎沸后煎 20 分钟为宜，二煎药沸后煎 15 分钟为宜。

5. 应趁热及时滤出煎液，滤药时应压榨药渣，使药液尽量滤净。将两次煎液合并混匀后分两次服用。

6. 每剂药的总煎出量：成人 400 ～ 600mL，儿童 100 ～ 300mL，分 2 ～ 3 次服用。

7. 煎出液的质量要求。无霉烂、酸腐等其他异味。剩余的残渣无硬心，无焦化、煳化，挤出的残液量不超出残渣总重量的 20%。

考点2 ★★　中药汤剂的煎煮注意事项

煎药可选择砂锅，耐高温玻璃器皿及化学性质比较稳定的不锈钢器皿等。切忌使用铁、铝制等器皿，煎好的药液也应避免与这类器皿直接接触，以免发生化学反应，损害人体健康。煎煮药物忌用反复煮过的水、保温瓶中的隔夜水及被污染的水。

考点3 ★★★　特殊煎药方法

1. 先煎

（1）矿物、动物骨甲类饮片，如生蛤壳、生龙骨、生龙齿、生紫石英、生寒水石、生石决明、生珍珠母、生瓦楞子、鳖甲、龟甲、鹿角霜、生磁石、生牡蛎、生石膏、生赭石、自然铜等。

（2）某些有毒饮片，如含有毒成分乌头碱的生川乌、生草乌或制附子。

2. 后下

（1）气味芳香类饮片，如降香、沉香、薄荷、砂仁、白豆蔻、鱼腥草。

（2）久煎后有效成分易被破坏的饮片，如钩藤、苦杏仁、徐长卿、生大黄、番泻叶等。

3. 包煎

（1）含黏液质较多的饮片，如车前子、葶苈子等。

（2）富含绒毛的饮片，如旋覆花、枇杷叶等。

（3）花粉等微小饮片，如蒲黄、海金沙、蛤粉、六一散等。

4.烊化（溶化）　如阿胶、鳖甲胶、鹿角胶、龟鹿二仙胶等。

5.另煎　一些贵重中药饮片，如人参、西洋参、西红花、羚羊角、水牛角等。

6.兑服　液体中药，如黄酒、竹沥水、鲜藕汁、姜汁、梨汁、蜂蜜等。

7.冲服　一些用量少、贵细中药，如雷丸、蕲蛇、羚羊角、三七、琥珀、鹿茸、紫河车、沉香、金钱白花蛇等。

8.煎汤代水　质地松泡、用量较大，或泥土类不易滤净药渣的药物，如葫芦壳、灶心土等。

9.用时捣碎　一些果实种子类的中药，如牛蒡子、瓜蒌子、芥子、决明子、豆蔻、苦杏仁、荜茇、草豆蔻、栀子、砂仁、牵牛子、桃仁、益智仁、酸枣仁。

第六节　特殊中药处方的调剂

考点1★★　毒性中药的用法用量及调剂

含有毒性中药饮片的处方，每次处方剂量不得超过两日极量。处方保存两年备查。对处方未注明"生用"的，应给付炮制品，不属于毒性饮片处方。

考点2 ★★★　　罂粟壳的用法用量及调剂

本品有成瘾性，故不宜常服，孕妇及儿童禁用，运动员慎用。

罂粟壳必须凭有麻醉药处方权的执业医师签名的淡红色麻醉药处方方可调配，应于群药中，且与群药一起调配，不得单方发药，每张处方不得超过三日用量，连续使用不得超过七天，成人一次的常用量为每天 3～6g。处方保存三年备查。

考点3 ★★★　　有毒、小毒中药的用法用量及调剂

有大毒的饮片 10 种，包括川乌、马钱子（马钱子粉）、天仙子、巴豆（巴豆霜）、红粉、闹羊花、草乌、斑蝥。

有毒的饮片 42 种，包括三颗针、千金子（千金子霜）、土荆皮、山豆根、干漆、天南星（制天南星）、木鳖子、仙茅、半夏、甘遂、白附子、白屈菜、白果、全蝎、华山参、朱砂、两头尖、芫花、苍耳子、附子、京大戟、制川乌、制草乌、苦楝皮、金钱白花蛇、蕲蛇、洋金花、牵牛子、轻粉、香加皮、狼毒、臭灵丹草、商陆、常山、硫黄、雄黄、蓖麻子、蜈蚣、罂粟壳、蟾酥。

有小毒的饮片 31 种，包括丁公藤、九里香、

土鳖虫、大皂角、小叶莲、川楝子、飞扬草、水蛭、北豆根、艾叶、地枫皮、红大戟、两面针、吴茱萸、苦木、苦杏仁、金铁锁、南鹤虱、急性子、草乌叶、重楼、鸦胆子、猪牙皂、绵马贯众（绵马贯众炭）、紫萁贯众、蛇床子、蒺藜、榼藤子、鹤虱、翼首草。

第八章 中药的贮藏与养护

第一节 中药的质量变异现象

考点1★★★ 中药饮片贮存中常见的质量变异现象

虫蛀	含淀粉、糖、脂肪、蛋白质等成分较多的饮片： 党参、人参、南沙参、冬虫夏草、当归、独活、白芷、防风、板蓝根、甘遂、生地、泽泻、全瓜蒌、枸杞子、大皂角、桑葚、龙眼肉、核桃仁、莲子、薏苡仁、杏仁、青风藤、桑白皮、鹿茸、蕲蛇、鸡内金、菊花、金银花、凌霄花、北沙参、防己、莪术、贝母、金果榄、佛手、陈皮、砂仁、酸枣仁、红花、闹羊花、蒲黄、芫花、蝉蜕、黄柏、狗肾、地龙、甘草、黄芪、山药、天花粉、桔梗、灵芝、猪苓、茯苓、水蛭、僵蚕、蜈蚣、乌药、葛根、丹参、何首乌、赤芍、苦参、延胡索、升麻、草薢、大黄、肉豆蔻、淡豆豉、柴胡、地榆、川芎、半夏、玉竹

续表

发霉	含有糖类、黏液质、淀粉、蛋白质及油类的饮片，中药鲜药： 天冬、牛膝、独活、玉竹、黄精、白果、橘络、全瓜蒌、山茱萸、莲子心、枸杞子、大枣、马齿苋、大蓟、小蓟、大青叶、桑叶、哈蟆油、鹿筋、狗肾、水獭肝、蛤蚧、黄柏、白鲜皮、川槿皮、人参、党参、当归、毛知母、紫菀、菊花、红花、金银花、白及、木香、五味子、洋金花、蝼蛄、地龙、蕲蛇、蜈蚣、甘草、葛根、山奈、青皮、芡实、薏苡仁、栀子、羌活、黄芩、远志
泛油	含挥发油、油脂、糖类的饮片： 独活、火麻仁、核桃仁、榧子、千金子、当归、牛膝、巴豆、狗肾、木香、龙眼肉、橘核、杏仁、蝼蛄、紫河车、前胡、川芎、白术、苍术
变色	受温度、湿度、日光、霉变、化学药剂的使用、硫黄熏蒸等因素影响，使饮片失去原有色泽： 月季花、白梅花、玫瑰花、款冬花、红花、山茶花、金银花、扁豆花、橘络、佛手、通草、麻黄
气味散失	饮片发霉、泛油、变色，环境温度过高，均能使气味散失： 广藿香、香薷、紫苏、薄荷、佩兰、荆芥、细辛、肉桂、花椒、月季花、玫瑰花、吴茱萸、八角茴香、丁香、檀香、沉香、厚朴、独活、当归、川芎
风化	含结晶水的无机盐类药物： 硼砂、白矾、绿矾、芒硝、胆矾
潮解	固体饮片吸收潮湿空气中的水分，表面逐渐湿润并慢慢溶化成液体状态的现象： 芒硝、大青盐、绿矾、胆矾、硼砂、咸秋石、盐附子、全蝎、海藻、昆布

续表

粘连	熔点较低，或含糖分较高的饮片： 芦荟、没药、乳香、阿魏、鹿角胶、龟甲胶、天冬、熟地
腐烂	动植物类饮片，尤其是鲜药： 鲜生姜、鲜生地、鲜芦根、鲜石斛
易升华饮片	樟脑、薄荷脑、冰片
易软化融化类饮片	松香、芦荟、阿魏、猪胆膏、白胶香、安息香、柿霜、乳香、没药、苏合香

考点2★★★　中成药贮存中常见的质量变异现象

1. 虫蛀　蜜丸、水丸、散剂等。

2. 霉变　蜜丸、膏滋、片剂等。

3. 酸败　合剂、酒剂、煎膏剂、糖浆剂、软膏剂等。

4. 挥发　芳香水剂、酊剂等。

5. 沉淀　药酒、口服液、注射液等。

第二节　引起中药质量变异的因素

考点1★★★　**自身因素对中药质量变异的影响**

1. 水分　若水分过高，饮片容易发生虫蛀、霉烂、潮解、粘连等。若水分过低，饮片又会发生风化、气味散失、泛油、干裂、脆化等现象。

2. 淀粉　淀粉含量高的饮片容易发生虫蛀、霉变。

3. 黏液质　含黏液质的饮片也易于发霉、生虫，如枸杞子、天冬等。

4. 油脂　含油脂的饮片，易发生异味、酸败等现象，如桃仁、杏仁、刺猬皮、狗肾等。

5. 挥发油　含挥发油的药物，长期与空气接触，随着油分的挥发，其气味会随之减弱，且在温度较高时，会加速挥发。伞形科、唇形科、樟科、姜科等植物中，其含量都极为丰富，如白芷、当归、荆芥、薄荷、肉桂、樟脑、姜黄、山柰等。

6. 色素　特别是花类饮片，易受到日光、空气等影响而遭到破坏，受潮后也易发霉变色，如月季花、玫瑰花等。

考点2★★★　**环境因素对中药质量变异的影响**

1. 温度　贮存温度过高时，挥发油的挥发会加快，使芳香气味减弱或消失；含糖类及黏液质的饮片就容易发霉、生虫、变质；含油脂成分的饮片因受热容易引起酸败泛油；胶类及树脂类饮片容易变软而粘结成块，如乳香、阿胶等。

2. 湿度　一般炮制品的绝对含水量应控制在 7% ～ 13%，贮存环境的相对湿度应控制在 35% ～ 75%。当空气相对湿度达到 75%，温度 30℃，易发生霉变现象；含糖类、黏液质、淀粉类饮片容易吸潮变质；一些粉末状药物易吸潮粘连成块。相对湿度高于 75% 时，多数无机盐类矿物药都容易潮解；盐炙的饮片也容易吸收空气中的水分而变潮，继而生霉；有些蜜炙饮片，特别容易吸湿粘连，吸湿后饮片表面也容易霉变。当相对湿度过低时，含结晶水的药物易风化。

3. 日光　导致中药变色、气味散失、挥发、风化、泛油的因素之一。

4. 空气　氧化作用：牡丹皮、大黄、黄精等颜色变深，含挥发油、脂肪油、糖类等的饮片变质，薄荷的变色、气味散失。

5. 霉菌　使淡豆豉、瓜蒌、肉苁蓉等饮片发生霉变、腐烂变质而失效。

6. 虫害　温度在 18℃～ 35℃，药材含水量达 13% 以上及空气的相对湿度在 70% 以上时，最利于常见害虫的繁殖生长。

7. 包装容器　金属容易受酸碱及其他化学物

质的腐蚀，所以易与金属发生化学反应的药品不宜用金属容器包装；塑料包装应选用无毒塑料包装。

8.贮存时间　要做到先产先出、近效期先出。

第三节　中药贮存

考点1★★★　《中国药典》"凡例"【贮藏】项下各名词术语的规定

1.遮光　系指用不透光的容器包装，例如棕色容器或黑色包装材料包裹的无色透明、半透明容器。

2.密闭　系指将容器密闭，以防止尘土及异物进入。

3.密封　系指将容器密封，以防止风化、吸潮、挥发或异物进入。

4.熔封或严封　系指将容器熔封或用适宜的材料严封，以防止空气和水分的侵入并防止污染。

5.阴凉处　系指不超过20℃的环境。

6.凉暗处　系指避光并不超过20℃的环境。

7.冷处　系指2℃～10℃的环境。

8.常温　系指10℃～30℃的环境。

除另有规定外，【贮藏】项未规定贮存温度的一般系指常温。

考点2★★★　中药饮片的贮藏要求

成分	贮藏要求	饮片
淀粉多	通风、干燥处	泽泻、山药、葛根
糖分及黏液质较多		肉苁蓉、熟地黄、天冬、党参
挥发油多	阴凉、干燥处	薄荷、当归、川芎、荆芥
种子类	密闭贮藏于缸、罐中	紫苏子、莱菔子、薏苡仁、扁豆
动物类	密封保存，有通风设备，置阴凉处	有皮、骨、甲、蛇虫躯体
酒、醋炮制品	贮于密闭容器中，置阴凉处	酒：当归、常山、大黄等；醋：芫花、大戟、香附、甘遂等
盐炙饮片	贮于密闭容器内，置通风干燥处	泽泻、知母、车前子、巴戟天
蜜炙饮片	密闭贮于缸、罐内，并置通风、干燥处	款冬花、甘草、枇杷叶
矿物类饮片	贮于密封的缸、罐中，并置于凉爽处	硼砂、芒硝
贵重饮片	与一般饮片分开贮藏，置阴凉、通风、干燥处	人参、西洋参、麝香、熊胆、西红花、冬虫夏草
毒性中药	专人负责管理，不与一般饮片混贮	

考点 3 ★★ 中成药剂型与贮藏要求

剂型		贮藏要求
丸剂	蜜丸、水丸、糊丸、浓缩丸	密封置于干燥处
	蜡丸	密封并置阴凉干燥处
散剂		密闭贮存
片剂		密封贮存，置于室内凉爽、通风、干燥处
膏剂	煎膏剂	密封，置阴凉处贮存
	膏药	密闭，置阴凉处贮存
	软膏剂（油膏）	遮光，密闭贮存，置于阴凉、干燥处
合剂、糖浆剂、露剂		密封，置阴凉处贮存
颗粒剂		密封，在干燥处贮存
胶囊剂		密封贮存，置于室内阴凉干燥处，贮存温度不宜超过 30℃
注射剂		遮光贮存
胶剂		密闭贮存，置于室内阴凉干燥处
栓剂		30℃以下密闭贮存，置于室内阴凉干燥处
锭剂		密闭，置阴凉干燥处贮存
贴膏剂、滴丸剂、搽剂、洗剂、涂膜剂		密封贮存
酊剂、眼用制剂		置遮光容器内密封，置阴凉处贮存
流浸膏剂与浸膏剂		置遮光容器内密封，流浸膏剂应阴凉处贮存
凝胶剂		避光，密闭贮存，并应防冻

续表

剂型	贮藏要求
茶剂、鼻用制剂	密闭贮存；含挥发性及易吸潮药物的茶剂应密封贮存
气雾剂、喷雾剂	置凉暗处贮存，并避免曝晒、受热、撞击

第四节　中药养护

考点1★★★　传统养护技术

1. 清洁养护法　防止仓虫入侵。

2. 除湿养护法　抑制蛀虫和霉菌生长，有通风法和吸湿防潮法。

3. 密封（密闭）养护法　与外界的温度、湿度、空气、光线、细菌、害虫等隔离，尽量减少这些因素对药物的影响，保持饮片的原有质量。可分为容器密封、罩帐密封和库房密封三类。

细料、贵重中药或饮片，除可用容器密封贮存外，还可采用复合薄膜材料包装袋真空密封贮存。对于当归、熟地、龙眼肉、党参以及蜜炙品等含糖量较多的药材，可采用薄膜材料密封贮存。此外，当气温逐渐升高，空气中相对湿度增大或当各种霉菌、害虫繁殖生长旺季时，则宜采用密封法或密闭法。

4. 低温养护法　采用低温（2℃～10℃）贮存

饮片，可以有效防止不宜烘、晾中药的生虫、发霉、变色等变质现象发生。主要用于贵重药材，如哈蟆油、银耳、人参、菊花、山药、枸杞子、陈皮等。

5. 高温养护法　含挥发油的饮片烘烤时温度不宜超过 60℃。

6. 对抗贮存法　牡丹皮与泽泻、山药同贮，蛤蚧与花椒、吴茱萸或荜澄茄同贮，蕲蛇或白花蛇与花椒或大蒜瓣同贮，土鳖虫与大蒜同贮，人参与细辛同贮，冰片与灯心草同贮，硼砂与绿豆同贮，藏红花与冬虫夏草同贮等。采用与具有特殊气味的物质密封同贮，如山苍子油、花椒、樟脑、大蒜、白酒等，有时也可达到良好的防蛀、防霉效果。动物、昆虫类饮片，含糖类饮片，含挥发油类饮片，可喷洒少量 95% 药用乙醇或 50°左右的白酒密封养护，也可达到良好防蛀、防霉效果。

考点 2 ★　现代养护技术

1. 干燥养护技术　可分为远红外加热干燥技术、微波干燥技术等。

2. 气调养护技术

3. ^{60}Co–γ 射线辐射杀虫灭菌养护技术

4. 包装防霉养护法

5. 气幕防潮养护技术

6. 蒸气加热养护技术

7. 气体灭菌养护技术

8. 中药挥发油熏蒸防霉技术

第九章　中药的合理应用

第一节　合理用药概述

考点1★★★　合理用药的基本原则

合理用药的基本原则就是安全、有效、简便、经济，四者缺一不可。

执业药师必须把保证患者用药安全放在首位。

经济：用药不滥，经济实用，并有利于环境保护。最大限度地减轻患者的经济负担、降低中药材等卫生资源的消耗。

考点2★★　不合理用药的主要表现

1. 辨析病证不准。
2. 给药剂量失准。
3. 疗程长短失宜。
4. 给药途径不适。
5. 服用时间不当。
6. 违反用药禁忌。
7. 同类重复使用。
8. 乱用贵重药品。

考点3 ★★★　不合理用药的后果

1. 浪费医药资源。
2. 延误疾病的治疗。
3. 引发药物不良反应及药源性疾病的发生。
4. 造成医疗事故和医疗纠纷。

考点4 ★★　保证合理用药的主要措施

1. 努力研习中医药学。
2. 准确辨析患者的病证。
3. 参辨患者的身体状况。
4. 确认有无药物过敏史。
5. 选择质优的饮片。
6. 合理配伍。
7. 选择适宜的给药途径及剂型。
8. 正确掌握剂量及用法。
9. 制定合理的用药时间和疗程。
10. 严格遵守用药禁忌。
11. 认真审方堵漏。
12. 详细嘱告用药宜忌。
13. 按患者的经济条件斟酌选药。

第二节　中成药的联合应用

考点1 ★★★　中成药之间的配伍应用

1. 两种功效相似的中成药同用治疗一种病证,

以起到增强疗效的协同作用。如用附子理中丸与四神丸合用，可以增强温肾运脾、涩肠止泻的功效，治疗脾肾阳虚之五更泄泻。归脾丸与人参养荣丸同用，可增强补益心脾气血、安神止痉的功效，治疗心悸失眠、眩晕健忘。脑立清胶囊与六味地黄丸合用，用于高血压病证属肝肾阴虚、风阳上扰者。

2. 功效不同的中成药配伍同用，一药为主，一药为辅，辅药能够提高主药功效。例如二陈丸与平胃散同用，可明显增强二陈丸燥湿化痰之功。如以乌鸡白凤丸为主，辅以香砂六君子丸，增强主药的养血调经之功。

3. 中成药配伍应用，其中一种药物能够明显抑制或消除另一种中成药的偏性或副作用。如舟车丸配四君子丸同用，峻下而不伤正气。如用金匮肾气丸久服燥烈伤阴，兼见咽干烦躁，当配麦味地黄丸，生脉散或参蛤散同用。

4. 部分疾病的治疗必须采用不同治疗方法。如内服艾附暖宫丸，外贴十香暖脐膏，共奏养血调经、暖宫散寒之效；内服六神丸，外用冰硼散吹喉，共奏清热解毒、消肿利咽之效。

考点2 ★★　中成药与药引的配伍应用

1. 对外感风寒或脾胃虚寒之呕吐、泄泻等病证，常用生姜、大枣煎汤送服中成药，以增强散风寒、和脾胃之功。

2. 对于跌打损伤、风寒湿痹等证，常用黄酒或白酒送服三七粉、云南白药、三七伤药片、腰痛宁等，以行药势，直达病所。

3. 用于治疗便秘的麻子仁丸，宜用蜂蜜冲水送服，以增其润肠和中之效。

4. 滋阴补肾法的六味地黄丸，宜用淡盐水送服，以取其引药入肾。

考点3 ★★★　含"十八反""十九畏"药味中成药的配伍禁忌

1. 治疗风寒湿痹证的大活络丸、尪痹冲剂、天麻丸、人参再造丸（附子）——止咳化痰的川贝枇杷露、蛇胆川贝液、通宣理肺丸（川贝、半夏）。

2. 利胆中成药利胆排石片、胆乐胶囊、胆宁片（郁金）——六应丸、苏合香丸、妙济丸、纯阳正气丸、紫雪散（丁香）。

3. 心通口服液、内消瘰疬丸（海藻），祛痰止咳颗粒（甘遂）——橘红痰咳颗粒、通宣理肺丸、镇咳宁胶囊（甘草）。

考点4 ★★★　含有毒药物中成药的联用

1. 大活络丹与天麻丸合用，两者均含附子，朱砂安神丸与天王补心丹合用，两者均含朱砂，均会增加有毒药味的服用量，加大患者产生不良反应的危险性。

2. 复方丹参滴丸和速效救心丸同属气滞血瘀型用药，这一类的药物多数含有冰片，冰片不能过量使用，在临床应用中不宜同时使用。

考点 5 ★★★　不同功效药物联用的辨证论治和禁忌

附子理中丸与牛黄解毒片联用，附子理中丸与黄连上清丸、金匮肾气丸与牛黄解毒片等合用，均属不注意证候的不合理用药。

考点 6 ★★★　某些药物的相互作用问题

1. 含麻黄的中成药（降血压的中成药：复方罗布麻片、降压片、珍菊降压片、牛黄降压丸）；扩张冠脉的中成药（速效救心丸、山海丹、活心丹、心宝丸、益心丸、滋心阴液、补心气液）。

2. 含朱砂较多的中成药（磁朱丸、更衣丸、安宫牛黄丸）；含较多还原性溴离子或碘离子的中成药（消瘿五海丸、内消瘰疬丸），导致药源性肠炎，赤痢样大便。

第三节　中西药的联合应用

考点1★★★　中西药联用的特点

	举例
协同增效	黄连、黄柏——四环素、呋喃唑酮（痢特灵）、磺胺甲基异噁唑 金银花——青霉素 丙谷胺——甘草、白芍、冰片 甘草——氢化可的松 丹参注射液、黄芪注射液、川芎嗪注射液等——低分子右旋糖酐、能量合剂 丹参注射液——间羟胺（阿拉明）、多巴胺 生脉散、丹参注射液——莨菪碱
降低毒副反应	甘草——呋喃唑酮 氯氮平——石麦汤 碳酸锂——白及、姜半夏、茯苓等复方中药
降低用药剂量	珍菊降压片——盐酸可乐定 地西泮——苓桂术甘汤

考点 2 ★★★　中西药联用在药动学上的相互作用

相互作用		不宜配伍	
影响吸收	影响药物透过生物膜吸收	含鞣质较多的中药有大黄、虎杖、五倍子、石榴皮；中成药牛黄解毒片、麻仁丸、七厘散	口服的红霉素、士的宁、利福平
		蒲黄炭、荷叶炭、煅瓦楞子	生物碱、酶制剂
		含有果胶类药物，如六味地黄丸、人参归脾丸、山茱萸	林可霉素（洁霉素）
	影响药物在胃肠道的稳定性	含金属离子的中药或中成药，如石膏、海螵蛸、自然铜、赤石脂、滑石、明矾、牛黄解毒片	四环素类抗生素
		含生物碱的中药，如麻黄、颠茄、洋金花、曼陀罗、莨菪	红霉素、洋地黄类强心苷药物
影响分布		碱性中药，如硼砂、红灵散、女金丹、痧气散	氨基糖苷类抗生素，如链霉素、庆大霉素、卡那霉素、阿米卡星
		含有鞣质类化合物的中药	磺胺类药物
		银杏叶	地高辛
影响代谢	酶促反应	中药酒剂、酊剂（乙醇）	苯巴比妥、苯妥英钠、安乃近、利福平、二甲双胍、胰岛素等药酶诱剂
			三环类抗抑郁药盐酸氯米帕明、丙咪嗪、阿米替林及多虑平

续表

相互作用		不宜配伍	
影响代谢	酶抑反应	富含鞣质的中药大黄、山茱萸、诃子、五倍子、地榆、石榴皮、虎杖、侧柏叶	淀粉酶、蛋白酶、胰酶、乳酶生等含酶制剂
		含有麻黄碱成分的中成药，如大活络丹、千柏鼻炎片、蛤蚧定喘丸、通宣理肺丸	单胺氧化酶抑制药呋喃唑酮、异烟肼、丙卡巴肼、司来吉米
影响排泄	增加排泄	碱性中药，如煅牡蛎、煅龙骨、红灵散、女金丹、痧气散、乌贝散、陈香露、白露片	诺氟沙星、呋喃妥因、吲哚美辛、头孢类抗生素
		含山楂制剂	红霉素
		冰硼散	青霉素与磺胺类药物
		含有机酸成分的中药，如乌梅、山茱萸、陈皮、木瓜、川芎、青皮、山楂、女贞子	氢氧化铝、氢氧化钙、碳酸钙、枸橼酸镁、碳酸氢钠、氨茶碱、氨基糖苷类抗生素
	减少排泄	含有机酸成分的中药，如乌梅、山茱萸、陈皮、木瓜、川芎、青皮、山楂、女贞子	磺胺类、大环内酯类药物、利福平、阿司匹林等酸性药物

考点3 ★★★ 中西药联用在药效学上的相互作用

		举例
协同作用	香连丸	广谱抗菌增效剂甲氧苄啶
药理作用相加产生毒副作用	六神丸、救心丹等含有蟾酥、罗布麻、夹竹桃等强心苷成分的中成药	洋地黄、地高辛、毒毛旋花苷K等强心苷类
	荆芥、麻黄、生姜等及其制剂（如防风通圣丸）	解热镇痛药阿司匹林、安乃近
拮抗作用	含甘草、鹿茸的中成药，如人参鹿茸丸、全鹿丸	磺酰脲类降糖药
	中药麻黄及含麻黄碱的中成药，如止咳喘膏、通宣理肺丸、防风通圣丸、大活络丸、人参再造丸等	复方降压片、帕吉林等降压药
		镇静催眠药氯丙嗪、苯巴比妥

考点4 ★★★ 中西药合理联用的例举

协同增效：	
逍遥散或三黄泻心汤	西药催眠镇静药
石菖蒲、地龙	苯妥英钠等抗癫痫药
大山楂丸、灵芝片、癫痫宁	苯巴比妥
芍药甘草汤	西药解痉药
补中益气汤、葛根汤	抗胆碱酶药
木防己汤、茯苓杏仁甘草汤、四逆汤	强心药地高辛

续表

协同增效：	
苓桂术甘汤、苓桂甘枣汤	普萘洛尔类抗心律失常药
钩藤散、柴胡加龙骨牡蛎汤	抗高血压药甲基多巴、卡托普利
苓桂术甘汤、真武汤	脑血管疾病用药甲磺酸二氢麦角碱
桂枝茯苓丸、当归四逆加吴茱萸生姜汤	血管扩张药
黄连解毒汤、大柴胡汤	抗动脉粥样硬化、降血脂剂
木防己汤、真武汤、越婢加术汤、分消汤	利尿药
枳实	庆大霉素
小青龙汤、柴朴汤	氨茶碱、色甘酸钠
麦门冬汤、滋阴降火汤	磷酸可待因
柴胡桂枝汤、四逆散、半夏泻心汤	治疗消化性溃疡的西药（H_2受体拮抗剂、制酸剂）
茵陈蒿汤、茵陈五苓散、大柴胡汤	西药利胆药
茵陈蒿及含茵陈蒿的复方	灰黄霉素
甘草	氢化可的松
丹参注射液	强的松
炙甘草汤、加味逍遥散	甲巯咪唑
四逆汤	左旋甲状腺素
延胡索	与阿托品制成注射液
洋金花	与氯丙嗪、哌替啶制成麻醉注射液
十全大补汤、补中益气汤、小柴胡汤	西药抗肿瘤药

续表

协同增效：	
清肺汤、竹叶石膏汤、竹茹温胆汤、六味地黄丸	抗生素类药
麻黄	青霉素
黄连、黄柏	四环素、呋喃唑酮、磺胺脒
香连化滞丸	呋喃唑酮
碱性中药	苯唑西林、红霉素
降低西药的不良反应：	
柴胡桂枝汤	西药抗癫痫药
六君子汤	抗震颤麻痹药
芍药甘草汤	解痉药
小青龙汤、干姜汤、柴朴汤、柴胡桂枝汤	抗组胺药
木防己汤、真武汤、越婢加术汤、分消汤	西药利尿药
桂枝汤类、人参类方剂	皮质激素类药
八味地黄丸、济生肾气丸、人参汤	降血糖药
黄芪、人参、女贞子、刺五加、当归、山茱萸	西药化疗药
黄连、黄柏、葛根	抗生素类药
黄精、骨碎补、甘草	链霉素
逍遥散	西药抗结核药
含麻黄类中药	巴比妥类西药
小柴胡汤、人参汤	丝裂霉素 C

续表

促进药物的吸收：	
木香、砂仁、黄芩	维生素 B_{12}、灰黄霉素、地高辛

考点 5 ★★★　中西药不合理联用的例举

降低药物疗效：	
含钙、镁、铁等金属离子的中药，如石膏、瓦楞子、牡蛎、龙骨、海螵蛸、石决明、赭石、明矾等及其中成药	四环素类抗生素、异烟肼、左旋多巴
含雄黄类的中成药	硫酸盐、硝酸盐、亚硝酸盐及亚铁盐类西药
碱性较强的中药及中成药，如瓦楞子、海螵蛸、朱砂	酸性药物，如胃蛋白酶合剂、阿司匹林，四环素族抗生素、奎宁，维生素 B_1
酸性较强的中药，如山楂、五味子、山茱萸、乌梅及中成药五味子糖浆、山楂冲剂	磺胺类药物，碱性较强的西药
含鞣质较多的中药及其中成药，如五倍子、地榆、诃子、石榴皮、大黄	胃蛋白酶合剂、淀粉酶、多酶片等消化酶类药物，维生素 B_1、索米痛片、克感敏片、四环素类抗生素及红霉素、利福平、灰黄霉素、制霉菌素、林可霉素、克林霉素、新霉素、氨苄西林，含金属离子的西药，如钙剂、铁剂、氯化钴

续表

降低药物疗效：	
含有皂苷成分的中药，如人参、三七、远志、桔梗	酸性较强的药物，含有金属离子的盐类药物，如硫酸亚铁、碱式碳酸铋
含蒽醌类的中药，如大黄、虎杖、何首乌	碱性西药
炭类中药及瓦楞子、牡蛎	多酶片、胃蛋白酶
金银花、连翘、黄芩、鱼腥草等及其中成药	菌类制剂，如乳酶生、促菌生
蜂蜜、饴糖等含糖较多的中药	胰岛素、格列本脲等治疗糖尿病的西药
产生或增加不良反应：	
含钙较多的中药或中成药，如石膏、龙骨、牡蛎、珍珠、蛤蚧及瓦楞子	洋地黄类药物
含汞类中药及其制剂，如朱砂、轻粉、朱砂安神丸、仁丹、紫血散、补心丹、磁朱丸	溴化钾、三溴合剂、碘化钾、碘喉片，含苯甲酸钠的咖溴合剂，以苯甲酸钠作为防腐剂的制剂，具有还原性的西药，如硫酸亚铁、亚硝酸异戊酯
含有机酸类的中药及中成药	磺胺类西药，呋喃妥因、利福平、阿司匹林、吲哚美辛
含水合型鞣质的诃子、五倍子、地榆、四季青	西药四环素、利福平、氯丙嗪、异烟肼、依托红霉素
含鞣质类中药，如虎杖、大黄、诃子、五倍子	磺胺类药物
碱性成分的中药及其制剂	氨基糖苷类西药、奎尼丁

续表

产生或增加不良反应：	
含颠茄类生物碱的中药，如曼陀罗、洋金花、天仙子、颠茄合剂；含有钙离子的中药，如石膏、牡蛎、龙骨	强心苷类药物
含麻黄碱的中成药，如复方川贝精片、莱阳梨止咳糖浆、复方枇杷糖浆	强心药、降压药
海藻、昆布等含碘类中药及其制剂	治疗甲状腺功能亢进的西药
黄药子	利福平、四环素、红霉素、氯丙嗪
含乙醇的中成药	镇静剂，如苯巴比妥、苯妥英钠、安乃近、阿司匹林、水杨酸钠等抗风湿药，三环类抗抑郁药丙咪嗪、阿米替林、氯米帕明、多塞平，抑制乙醇代谢的氯丙嗪、奋乃静、氟奋乃静、三氟拉嗪等吩噻嗪类西药，胍乙啶、利血平、肼苯达嗪、甲基多巴及妥拉唑啉等抗高血压药，对乙酰氨基酚，抗组胺类药，如氯苯那敏，胰岛素及磺脲类降糖西药，硝酸甘油等扩张血管类西药，磺胺及呋喃类抗生素
含氰苷的中药，如杏仁、桃仁、枇杷叶	镇咳类的西药，如喷托维林

考点 6 ★★★ 含西药组成的中成药

西药成分	中成药
对乙酰氨基酚、马来酸氯苯那敏	速感康胶囊、维 C 银翘片、感冒清片（胶囊）、速感宁胶囊、感冒灵胶囊（冲剂）、感特灵胶囊、治感佳片（胶囊）、复方感冒灵片（胶囊）、感冒安片
对乙酰氨基酚	强力感冒片（强效片）、新复方大青叶片、抗感灵片、临江风药、复方小儿退热栓、腰息痛胶囊
马来酸氯苯那敏	重感冒灵片、金羚感冒片、贯黄感冒颗粒、咳特灵片（胶囊）、鼻舒适片、鼻炎康片、康乐鼻炎片、苍鹅鼻炎片、骨友灵贴膏
盐酸麻黄碱	安嗽糖浆、苏菲咳糖浆、舒肺糖浆、散痰宁糖浆、天一止咳糖浆、镇咳宁糖浆、消咳宁片
咖啡因	感冒灵胶囊（冲剂）、感特灵胶囊、感冒安片、复方感冒灵片（胶囊）、新复方大青叶片、痰咳净散
氢氯噻嗪	珍菊降压片、溃疡宁片、脉君安片
安乃近	重感冒灵片、小儿解热栓
吲哚美辛	盆炎清栓、新癀片
格列苯脲	消渴丸、消糖灵胶囊

考点7 ★★★　含西药组分的中成药使用注意事项

西药组分		使用注意及不良反应
格列本脲		①磺胺过敏、白细胞减少患者禁用。②孕妇及哺乳期妇女不宜使用。③肝肾功能不全、体虚高热、甲状腺功能亢进者慎用。④服用过量易致低血糖
盐酸麻黄碱		①可引起前列腺肥大者排尿困难。②大剂量或长期应用可引起震颤、焦虑、失眠、头痛、心悸、心动过速等不良反应。③甲状腺功能亢进症、高血压病、动脉硬化、心绞痛患者应禁用含盐酸麻黄碱的中成药
吲哚美辛		①溃疡病、哮喘、帕金森病、精神病患者，孕妇、哺乳期妇女禁用。②14岁以下儿童一般不用。③老年患者，心功能不全、高血压病、肝肾功能不全、出血性疾病患者慎用。④不宜与阿司匹林、丙磺舒、钾盐、氨苯蝶啶合用。不良反应：胃肠道反应，中枢神经系统反应，造血系统损害，过敏反应，可引起肝肾损害
含西药成分治疗感冒的中成药	安乃近	①长期应用可能引起粒细胞缺乏症、血小板减少性紫癜、再生障碍性贫血。②切不可随意加大剂量，更不能长期使用。③年老体弱者用药尤其应慎重，不能再同时加用西药解热药。④对安乃近、吡唑酮类及阿司匹林类药物过敏者禁用
	对乙酰氨基酚	①肝肾功能不全的患者应慎用。②服用超量可出现恶心、呕吐、胃痛、胃痉挛、腹泻、多汗等症状

续表

西药组分		使用注意及不良反应
含西药成分治疗感冒的中成药	马来酸氯苯那敏	①有嗜睡、疲劳乏力等不良反应。②服药期间，不得驾驶车船、登高作业或操作危险的机器
	氢氯噻嗪	①肝肾疾病、糖尿病患者，孕妇及哺乳期妇女不宜服用。②避免重复用药。 最常见的不良反应：低血钾

第十章 特殊人群的中药应用

第一节 老年人的中药应用

考点1★★★ 老年人合理应用中药的原则

1. 辨证论治，严格掌握适应证

（1）疮疡日久、大失血患者慎用解表药。

（2）表虚自汗、阴虚盗汗禁用发汗力较强的解表药。

（3）实热证、津血亏虚者忌用温里药。

（4）羚羊解毒片有疏风、清热解毒功效，治疗外感风热效果好，用于外感风寒者则会加重病情。

（5）川贝止咳糖浆治疗风寒感冒咳嗽有效，若用于肺热咳嗽则会加重病情。

2. 熟悉药品，恰当选择应用

（1）银杏叶制剂和法莫替丁片同时服用可产生络合效应，形成螯合物，影响疗效。

（2）对患有糖尿病的心脑血管患者用培元通脑胶囊、益心通脉颗粒、活血通脉片等含有甘草、人参、鹿茸等成分的中成药时，会降低降糖药的疗效。

（3）麝香保心丸与地高辛等强心类药物联合用药时会造成相同或相似功效的累加，产生拟似效应，诱发强心苷中毒。

（4）含有糖皮质激素样物质的中药甘草、鹿茸应避免与阿司匹林合用，防止加重对胃黏膜的损伤。

3. 选择合适的用药剂量

（1）老年人用药，一般应从"最小剂量"开始，且不可随意加药。

（2）某些中药的作用与用量有关，应根据需要选择用量，如甘草 1～3g 能调和药性，5～15g 能益气养心，大剂量服用或小剂量长期使用，患者可出现水肿、低血钾、血压升高等；大黄用量 1～5g 泻下，小剂量 0.05～0.3g 收敛而便秘；苏木量小和血，量大破血。

（3）长期使用含马兜铃酸制剂可导致慢性肾功能衰竭；长期使用黄花夹竹桃，会发生洋地黄样蓄积中毒。胖大海作为保健饮料长期泡服，易致大便溏泄、饮食减少、脘腹痞闷、消瘦。长期服用天王补心丸、朱砂安神丸、紫雪丹、至宝丹等会因蓄积而出现慢性汞中毒等。

（4）老年人使用某些中药时要酌情减量，如阿胶、熟地、玄参等滋腻，易滞胃脘；甘草、大枣、炙黄芪甘味过重，使人气壅中满；黄芩、黄连、黄柏苦寒燥剂，易伤脾阳；川芎耗气；红花破血。

（5）有些常用的中药或成方制剂，含有有毒的物质，老年人也不宜久服和多服。

考点2★★　老年人合理服用滋补药的注意事项

1. 老年慢性支气管炎日久会出现肺阴虚之象，宜用西洋参、沙参等，益气养阴清热，若用红参，偏于甘温，反而使余邪复燃，病情加重。

2. 偏阴虚的选用轻补型滋补剂，如生脉饮；偏于阳虚的应服用温补型滋补剂，如龟龄集；肾阴虚老人宜服用六味地黄丸；心脾两虚老人宜服人参归脾丸。

3. "春暖平补""夏暑清补""秋燥润补""冬寒大补"。

第二节　妊娠期患者和哺乳期患者的中药应用

考点1★★　妊娠期患者的中药应用

说明书中有关中药妊娠禁忌的描述一般有禁用、忌用和慎用3种。

舒筋活络酒（乙醇50%～57%），《中国药典》标示孕妇慎用，但医师或药师可按"禁用"对待，禁止孕妇服用。对部分药物，如藿香正气水（乙醇40%～50%）、柏子养心丸（朱砂3.8%）

等,《中国药典》甚至未作任何妊娠禁忌标注,类似情况并不少见。对此,用药时要慎重选择。

考点2 ★★ 哺乳期患者的中药应用

复方甘草口服液(含可待因),药物虽在乳汁中量小,但因哺乳量大,新生儿对这类药物特别敏感,以不用为好。

第三节 婴幼儿患者的中药应用

考点1 ★★★ 婴幼儿患者合理应用中药的原则

1. 用药及时,用量宜轻。
2. 宜用轻清之品。
3. 宜佐健脾和胃之品。
4. 宜佐凉肝定惊之品。
5. 不宜滥用滋补之品。

考点2 ★★ 婴幼儿患者应用中药的注意事项

滋补药的对象应该是有虚证的儿童。小儿感冒后容易食欲减退,若舌苔厚腻,口有异味,大便秘结,说明体内湿热重,绝不能给予滋补药。生长发育旺盛的儿童,若过多服用含有激素的食品或补品,可引发性早熟。健康小儿不必进补,尤其婴幼儿更不宜乱进补。

第四节 肾功能不全者的中药应用

考点1 ★★ 肾功能不全者用药基本原则和注意事项

1. 明确疾病诊断和治疗目标。
2. 忌用有肾毒性的药物。
3. 注意药物相互作用，避免产生新的肾损害。
4. 坚持少而精的用药原则。
5. 定期检查，及时调整治疗方案。

考点2 ★★★ 常见对肾功能有影响的中药

中药成分		举例
植物类	生物碱类	雷公藤（雷公藤片、雷公藤总苷、昆明山海棠片）、草乌、益母草、蓖麻子、麻黄、北豆根
	其他成分类	马兜铃、天仙藤、寻骨风（均含马兜铃酸）；巴豆（含蛋白质类），土荆芥（含挥发油类），土牛膝（含皂苷类），芦荟（含蒽醌苷类），苍耳子（含其他苷类）；茴香桔梗丸、云南白药、葛根素注射液、复方丹参注射液
	动物类	斑蝥、鱼胆、海马、蜈蚣、蜂毒；牛黄解毒片、安宫牛黄丸、蚂蚁丸、蛔虫散
矿物类	含砷类	砒石、砒霜、雄黄、红矾；牛黄解毒片、安宫牛黄丸、牛黄清心丸、六神丸、砒枣散

续表

中药成分		举例
矿物类	含汞类	朱砂、升汞、轻粉、红粉；安宫牛黄丸、牛黄清心丸、朱砂安神丸、天王补心丹、安神补脑丸、苏合香丸、人参再造丸、大活络丸等

考点 3 ★★★　中药引起肾损伤的防治原则

预防药物性肾损伤，首先要严格掌握各种药物应用的适应证，避免滥用。其次也应注意下述事项：

1. 药物应用中注意剂量、疗程，用药期间严密监测尿酶、尿蛋白及肾功能。对某些有肾损害高危因素者，药物应慎用或减量，如婴幼儿、营养状况差及肾功能不全者，应尽量避免使用本类药物。

2. 数种药物并用时，注意药物间的相互作用。

3. 山豆根煎煮时间越长，则毒性作用越强。应避免用铝锅、铁锅煎药。

4. 对有蓄积可能的药物，应采用少量、间断服药的方法。

5. 一旦发现有肾损害，应立即停药。

第五节　肝功能不全者的中药应用

考点1★★　肝功能不全者用药基本原则和注意事项

1. 明确疾病诊断和治疗目标。
2. 忌用有肝毒性的药物。
3. 注意药物相互作用，避免产生新的肝损害。
4. 坚持少而精的用药原则。
5. 定期检查肝功能，及时调整治疗方案。

考点2★★★　引起肝损伤的中药及其主要化学物质

中药成分		举例
植物类	生物碱类	菊科的千里光属（如千里光、菊三七等）、款冬属、蜂斗菜属、泽兰属，紫草科的紫草属、天芥菜属
	苷类	强心苷类、氰苷类和皂苷类；三七、商陆、黄药子（公认的肝脏毒性）
	毒蛋白类	苍耳子、蓖麻子、望江南子、相思豆
	多肽类	毒蕈伞
	萜与内酯类	川楝子（典型药物）、黄药子、艾叶
	鞣质类	五倍子、石榴皮、诃子
动物类		蜈蚣、鱼胆、蟾蜍、斑蝥、猪胆
矿物类	含汞矿物药	朱砂、银朱、红粉、轻粉、白降丹
	含砷矿物药	砒石、雄黄、代赭石（三氧化二砷）
	含铅矿物药	铅丹、密陀僧

第十一章　中药不良反应

第一节　药物不良反应概述

考点★★★　不良反应分类

分类方法		不良反应
病因学分类	与药物剂量有关	副作用、毒性作用，以及继发反应、首剂效应、后遗作用等
	与药物剂量无关	特异质反应、变态反应（药物过敏反应）
病理学分类	功能性改变	多为暂时性的
	器质性改变	炎症型、增生型、发育不全型、萎缩坏死型

第二节　中药不良反应常见临床表现

考点1★★　中药不良反应的皮肤症状

　　中药不良反应的临床表现，以皮肤及其附件损害最常见，其次为全身系统性损伤。皮肤症状主要为各种类型的药疹。

考点 2 ★★ 全身症状

1. 各系统常见的中毒表现

	中毒表现
消化系统	恶心、呕吐、食欲不振、腹痛、腹泻，甚至呕血、便血及肝脏损害等
神经系统	口唇麻木或全身麻木、眩晕、头痛、失眠或嗜睡，严重时出现意识模糊、言语不清或障碍，甚至抽搐、惊厥、昏迷、呼吸抑制等
心血管系统	心慌、胸闷、面色苍白、心律失常、血压下降或升高、传导阻滞等
造血系统	溶血性贫血、血小板减少性紫癜、再生障碍性贫血等
呼吸系统	呼吸急促、咳嗽、发绀，甚至引发急性肺水肿、呼吸衰竭或麻痹等
泌尿系统	少尿或多尿、蛋白尿、管型尿、血尿、腰痛或肾区叩击痛、肾功能降低或衰竭、氮质血症、酸中毒、电解质平衡失调，甚至尿毒症等
其他	眼、耳等五官功能障碍，如视力降低，甚而失明复视、耳聋、耳鸣，以及头痛、脱发、水肿、胸膜炎、咽痛等

2.肝、肾损害的中毒表现

	中毒表现
肝损害	纳差、乏力、恶心、厌油腻、尿黄等消化道症状及皮肤、巩膜黄染等体征，也可有肝区疼痛、肝脏压痛、肝肿大；肝功能的改变，可有血清总胆红素升高、转氨酶异常升高，肝炎病毒检验全阴性，急性肝炎、慢性肝炎、脂肪变性而致的中毒性肝炎、急性亚急性黄色肝萎缩
肾毒性	急性肾功能衰竭可出现少尿或无尿，或非少尿性急性肾功能衰竭。常伴有肾性糖尿、低渗尿、低比重尿。肾小管性酸中毒，可有蛋白尿，尿中可见红细胞、白细胞、颗粒管型、尿NAG酶及溶菌酶升高。 慢性肾功能不全，患者可见神昏、头痛、嗜睡、发热、全身浮肿、心慌气急等，部分患者还有肾外表现，如恶心、呕吐、上腹部不适，肝功能损害等表现，以及贫血、血小板减少等骨髓造血抑制。 慢性肾功能衰竭患者表现为多尿、尿频和夜尿增多，并可出现轻度贫血，尿化验显示肾性尿糖及轻度蛋白尿，低比重及低渗透压尿

第三节 引起中药不良反应
发生的因素

考点1★★★ 药物和使用的因素

1. 品种混乱

2. 炮制不当 苍耳子有小毒，生品对肝脏有损害，需炒黄去刺用，使其有毒的植物蛋白变性凝固。

3. 剂量过大　肉桂过量会发生血尿，麻黄过量出现心率加快、血压升高、心律失常等。

4. 疗程过长

5. 辨证不准

6. 配伍失度

考点2 ★★　机体因素

1. 生理因素

（1）特殊人群：少儿与老年人。

（2）性别：性激素的作用，社会和心理因素，性别差异造成的生活习惯的不同。

2. 遗传因素

（1）个体差异。

（2）种族不同。

3. 病理因素

第四节　医疗用毒性中药的中毒反应和基本救治原则

考点1 ★★★　乌头类药物

1. 乌头类药物和含乌头类药物的中成药

（1）中药材：川乌、草乌、附子、雪上一枝蒿等。

（2）中成药：追风丸、追风透骨丸、三七伤药片、附子理中丸、金匮肾气丸、木瓜丸、小金丸、风湿骨痛胶囊、祛风止痛片、祛风舒筋丸、正天丸、右归丸等。

2. 中毒表现

（1）**神经系统**：表现为口舌、四肢及全身麻木，头痛、头晕、精神恍惚、语言不清或小便失禁，继而四肢抽搐、牙关紧闭、呼吸衰竭等。

（2）**循环系统**：表现为心悸气短、心律失常、血压下降、面色苍白、口唇发绀、四肢厥冷等。

（3）**消化系统**：表现为流涎、恶心、呕吐、腹痛、腹泻、肠鸣音亢进。

3. 中毒原因

（1）过量服用为主要原因。
（2）用法不当，如煎煮时间太短或生用。
（3）泡酒服用。
（4）个体差异引起蓄积性中毒。

4. 中毒解救

（1）清除毒物，在无惊厥及严重心律失常情况下，反复催吐、洗胃。

（2）肌注阿托品，如未见症状改善或出现阿托品毒性反应，可改用利多卡因静注或静滴。

（3）对呼吸衰竭、昏迷及休克等垂危病人，酌情对症治疗。

（4）绿豆、甘草、生姜、蜂蜜等煎汤内服。

考点2 ★★★　马钱子及含马钱子的中成药

1.含马钱子的中成药　九分散、山药丸、舒筋丸、疏风定痛丸、伤科七味片等。

2.中毒表现　初期出现头晕、头痛、烦躁不安、面部肌肉紧张、吞咽困难；进而伸肌与屈肌同时做极度收缩，发生典型的士的宁惊厥、痉挛，甚至角弓反张，可因呼吸肌痉挛窒息或心力衰竭而死亡。

3.中毒原因

（1）误服或服用过量。

（2）服用炮制不当的马钱子。

4.中毒解救

（1）病人需保持安静，避免声音、光线刺激，吸氧。

（2）清除毒物，洗胃、导泻。较大量的静脉输液，以加快排泄。

（3）对症治疗，痉挛时可静注苯巴比妥钠。

（4）肉桂煎汤或甘草煎汤饮服。

考点3 ★★★　蟾酥及含蟾酥的中成药

1.含蟾酥的中成药　六神丸、六应丸、喉症丸、梅花点舌丸、麝香保心丸、麝香通心滴丸等。

2. 中毒表现

（1）循环系统：表现为胸闷、心律失常、脉缓慢无力、心电图显示房室传导阻滞等。严重时面色苍白、口唇发绀、四肢厥冷、大汗虚脱、血压下降、休克，甚至心跳骤停而死亡。

（2）消化系统：表现为恶心呕吐、腹痛、腹泻等。

3. 中毒原因

（1）服用蟾酥制剂过量。

（2）外用蟾酥浓度过高。

（3）误食或过量食用蟾酥。

4. 中毒解救

（1）清除毒物，如洗胃、灌肠、导泻、较大量静脉输液。服用蛋清、牛奶保护胃黏膜并大量饮水或浓茶。

（2）对症治疗，如注射阿托品，服用颠茄合剂等。

（3）甘草、绿豆煎汤饮用，或以生姜捣汁、鲜芦根捣汁内服。

考点4 ★★★ 雄黄及含雄黄的中成药

1. 含雄黄的中成药 牛黄解毒丸（片）、六神丸、喉症丸、安宫牛黄丸、牛黄清心丸、牛黄镇惊丸、牛黄抱龙丸、牛黄至宝丸、追风丸、牛黄醒消丸、紫金锭（散）、三品等。

2. 中毒表现

（1）消化系统表现为口腔咽喉干痛、烧灼感、口中有金属味、流涎、剧烈恶心呕吐、腹痛腹泻、严重时类似霍乱。

（2）各种出血症状，如吐血、咯血、眼结膜充血、鼻衄、便血、尿血等。

（3）肝肾功能损害而引起转氨酶升高、黄疸、血尿、蛋白尿等。

（4）严重者因心力衰竭、呼吸衰竭而死亡。

（5）长期接触可引起皮肤过敏，出现丘疹、疱疹、痤疮样皮疹等。

3. 中毒原因

（1）超量服用。

（2）饮雄黄酒易致中毒。

4. 中毒解救

（1）清除毒物，如催吐、洗胃、导泻、输液，服用牛奶、蛋清、豆浆、药用炭等吸附毒物，保护黏膜，必要时可应用二巯基丙醇类。

（2）纠正水液代谢和电解质紊乱，抗休克、肾透析等对症治疗。

（3）甘草、绿豆煎汤饮用，也可用中医对症治疗。

考点 5 ★★★　含朱砂、轻粉、红粉的中成药

1. 含朱砂、轻粉、红粉的中成药　牛黄清心丸、牛黄抱龙丸、抱龙丸、朱砂安神丸、天王补心丸、安神补脑丸、苏合香丸、人参再造丸、安宫牛黄丸、牛黄千金散、牛黄镇惊丸、紫雪、梅花点舌丸、紫金锭（散）、磁朱丸、更衣丸、复方芦荟胶囊。

2. 中毒表现

（1）消化系统表现为恶心呕吐、腹痛腹泻、口中有金属味、流涎、口腔黏膜充血、牙龈肿胀溃烂等。

（2）泌尿系统表现为少尿、蛋白尿，严重者可发生急性肾功能衰竭。

（3）神经系统及精神方面症状。

3. 中毒原因

（1）超剂量或长期服用朱砂。

（2）长期大量服用含朱砂的中成药。

4. 中毒解救

（1）清除毒物，如催吐、洗胃、导泻、输液，服用牛奶、蛋清等，也可用二巯基丙醇类、硫代硫酸钠等解毒。

（2）纠正水液代谢和电解质紊乱，抗休克、肾透析等对症治疗。

（3）甘草、绿豆煎汤饮，或以土茯苓煎汤饮。

第五节 常见中药品种的不良反应

考点1★★★ 中药饮片的不良反应

	不良反应（中毒）表现	中毒解救
香加皮	①消化系统：主要为恶心、呕吐、腹泻等胃肠道症状。②心血管系统：主要为心律失常，如心率减慢、早搏、房室传导阻滞等	①甘草15g，绿豆30g，水煎服。②心律失常：干姜、附子、甘草、葱白，煎服，禁用钙剂、拟肾上腺素药。③心跳过缓：注射阿托品。④呼吸困难：山梗菜碱、尼可刹米
蓖麻子	①消化系统：口麻、咽部烧灼感、恶心、呕吐、腹痛、腹泻、出血性胃肠炎、黄疸以及中毒性肝病等。②呼吸、循环系统：呼吸、循环衰竭。③网状内皮系统：严重脱水、低蛋白血症、水肿、毒血症、高热。④血液、泌尿系统：溶血、血便、血尿、少尿、尿闭等中毒性肾病。⑤神经系统：四肢麻木、行走不稳、烦躁不安、精神错乱、手舞足蹈、昏迷、幻觉、癫痫样发作。⑥有时可伴发过敏反应，如口唇青紫、荨麻疹	（1）洗胃，催吐，导泻，而后口服牛奶、蛋清、冷米汤等保护胃黏膜。（2）对症治疗：①惊厥：苯巴比妥钠或水合氯醛等。②剧烈呕吐、腹泻：静脉滴注葡萄糖氯化钠注射液和乳酸钠注射液，并给予止吐剂。心力衰竭：强心剂。③溶血：激素，补血药。心律失常：利多卡因。④皮下注射抗蓖麻毒血清并输血

续表

	不良反应（中毒）表现	中毒解救
黄药子	①肝毒性。②一般症状：乏力、纳差、尿黄、头晕、厌油腻，有的伴有巩膜、皮肤黄染，瘙痒，大便灰白等，严重者表现为急性肝炎等，或伴有胆囊炎，大剂量可引起恶心、呕吐、脱发等	①先洗胃，导泻，再口服药用炭、牛奶、蛋清等。②应用保肝药，如葡醛内酯、维生素C、消炎利胆和降低转氨酶的药物等。出现肝昏迷：精氨酸加入5%葡萄糖注射液中静滴。③腹痛、腹泻、呼吸困难、瞳孔缩小：皮下注射阿托品
吴茱萸	腹痛、腹泻、视力障碍、错觉、脱发、胸闷、头痛、眩晕或皮疹、流产等症状	中毒后洗胃，导泻，内服牛奶、蛋清等。腹痛：阿托品或颠茄合剂。视力障碍：维生素B等。其他对症治疗

续表

	不良反应（中毒）表现	中毒解救
雷公藤	①消化系统：腹痛、腹泻、恶心、呕吐，食欲不振，肝损害，少数可致伪膜性肠炎，严重者可致消化道出血。②血液系统：血小板、白细胞、血红蛋白减少，严重者可发生急性粒细胞减少、再生障碍性贫血等。③生殖系统：男性：精子数量显著减少，长期用药还会导致性欲减退、睾丸萎缩。女性：月经紊乱，经量减少，卵巢早衰。④神经系统：头晕、乏力、失眠、听力减退、嗜睡、复视，还可引起周围神经炎。⑤泌尿系统：急性肾功能衰竭，服药后迅速出现或逐渐发生少尿、水肿、血尿、蛋白尿、管型尿、腰痛或伴肾区叩击痛（过量中毒）。⑥心血管系统：心悸、胸闷、心动过缓、气短、心律失常、心电图改变，严重者可见血压急剧下降。⑦皮肤黏膜损害：皮肤糜烂、溃疡、斑丘疹、荨麻疹、瘙痒等	（1）紧急处理：中毒后立即停药、催吐、洗胃、导泻、灌肠、静脉输液。（2）对症治疗：①急性肾衰竭：渗透性利尿剂，如20%甘露醇，或低分子右旋糖酐，给药后仍无尿，可静脉滴注呋塞米。②急性溶血：碳酸氢钠碱化尿液。③继发感染：及时应用抗生素

续表

	不良反应（中毒）表现	中毒解救
蜈蚣	①消化道症状：恶心、呕吐，腹痛、腹泻，十二指肠溃疡，黄疸，急性肝损害等。②循环系统：心悸、胸闷、气短，心律失常，血压下降等。③泌尿系统：急性肾功能损害，尿量减少等。④血液系统：溶血性贫血，酱油尿、黑便等。⑤神经系统：抽搐、面神经损害等。⑥过敏反应：过敏性皮疹、口唇肿胀、鼻黏性分泌物大量流出、呼吸困难等，严重者可致过敏性休克	①被蜈蚣咬伤后，立即用火罐拔出毒液，并迅速用3%氨水或5%～10%碳酸氢钠液，或用肥皂水清洗伤口。②内服中毒后，洗胃，吸附毒素。输入5%葡萄糖氯化钠注射液或10%葡萄糖注射液并加入维生素C。③过敏性休克：氢化可的松加入液体中静滴，并皮下注射肾上腺素。呼吸困难用山梗菜碱
苍耳子	①消化系统：恶心、呕吐，腹痛、腹泻，重者可见黄疸、肝肿大、消化道出血等。②神经系统：头痛、头晕等。③循环系统：胸闷、心慌气短、血压下降、心律失常、房室传导阻滞等。④呼吸系统：呼吸困难、呼吸节律不整、肺水肿等。⑤泌尿系统：水肿、少尿、尿闭、血尿、尿失禁、肾功能异常、急性肾功能衰竭等。⑥其他：血小板减少性紫癜、神经性水肿、声哑、喉头水肿、喉梗塞等	①无胃肠道出血时，可催吐。若服大量超过4小时者，灌肠。②静脉滴注5%葡萄糖氯化钠注射液，并大量饮糖水。如有心力衰竭、肺水肿及尿闭者应限制输液量。③出血：止血剂，必要时输血。④肝脏明显损害：糖皮质激素及维生素 B_1、维生素 B_{12}、维生素C等保肝药物。在治疗期间暂禁脂肪类食物。其他对症治疗

续表

	不良反应（中毒）表现	中毒解救
白矾	急性中毒：大剂量内服可引起口腔、喉头烧伤，呕吐、腹泻、虚脱，甚至死亡。慢性中毒：铝离子长期摄入导致的蓄积反应，如：①神经毒性：阿尔茨海默病、痴呆和认知功能障碍。②骨骼：骨软化和骨营养不良。③肝肾功能损伤。④血液系统：非缺铁性的小细胞低色素性贫血等	①口服中毒者洗胃，内服抗酸剂。②保护消化道黏膜，减少毒物吸收。③静脉输入5%葡萄糖生理盐水，以补充体液，稀释毒素
胆矾	①消化系统：流涎、恶心、呕吐、腹痛、腹泻、呕血、便血等，口涎、呕吐物、粪便多呈蓝绿色，口中金属味；黄疸、中毒性肝炎等症状。②血液系统：溶血性贫血。③泌尿系统：蛋白尿、血尿、少尿、无尿、氮质血症、急性肾功能衰竭或尿毒症等。④循环系统：血管麻痹、血压下降。铜离子可引起中毒性心肌炎，表现为心动过速、心律失常及心力衰竭。⑤神经系统：头痛头晕、全身乏力，严重者出现脑水肿、痉挛、神经麻痹、谵妄、意识障碍等中毒性脑炎症状	①口服含丰富蛋白质的食品，阻止胃肠道吸收，保护胃黏膜，洗胃解毒。②解毒剂首选依地酸二钠，也可用青霉胺、二巯丁二钠。③溶血：氢化可的松、碳酸氢钠，必要时输血。血压下降或心力衰竭：抗休克治疗

	不良反应（中毒）表现	中毒解救
鸦胆子	①消化道症状：恶心、呕吐，食欲不振，腹痛、腹泻，便血，胃肠道充血等。②神经系统：头昏、乏力，体温增高，四肢麻木或瘫痪，昏迷、抽搐等。③泌尿系统：尿量减少，双肾刺痛。④心血管系统：心率增快，严重者可心律失常致死。⑤其他：眼结膜充血。外用可引起过敏反应	①洗胃，催吐，导泻，静脉输入5%葡萄糖氯化钠注射液加维生素C，另注射或口服维生素B_1、维生素B_6、维生素K等。②对症治疗：剧烈腹痛：皮下注射硫酸阿托品；昏睡、呼吸困难：吸氧，酌情先用中枢兴奋剂等，必要时进行人工呼吸；便血：止血药
苦杏仁	①误服过量可产生氢氰酸中毒，引起组织窒息。②临床表现为眩晕、心悸、恶心、呕吐等中毒反应，重者出现昏迷、惊厥、瞳孔散大、对光反应消失，最后因呼吸麻痹而死亡	①食后4小时内洗胃催吐，然后服硫代硫酸钠。②联合使用亚硝酸钠和硫代硫酸钠。③依地酸二钴加入50%的葡萄糖注射液内静注。④静脉注射高渗葡萄糖液，防治脑水肿和肺水肿。⑤必要时给呼吸兴奋剂、强心剂、镇静剂及升压药物等，重症病人给细胞色素C，根据循环、呼吸情况给予其他处理，如吸氧、人工呼吸等

续表

	不良反应（中毒）表现	中毒解救
罂粟壳	临床表现为昏睡或昏迷，抽搐，呼吸浅表而不规则，恶心、呕吐、腹泻，面色苍白、发绀、瞳孔极度缩小呈针尖样，血压下降等，严重者可因呼吸抑制而死亡	①先用碘酒，温开水送服，再洗胃，导泻，口服牛奶、蛋清，保护胃黏膜。②静脉注射50%葡萄糖注射液，促进解毒或滴入10%葡萄糖注射液促进排泄，防止脱水，静滴甘露醇，降低颅内压。③保持呼吸道通畅，用呼吸兴奋剂，如山梗菜碱、间羟胺、苯丙胺等。呼吸衰竭：含二氧化碳的氧气，必要时进行人工呼吸，保暖，给浓茶或咖啡，勿使病人入睡。④可用烯丙吗啡对抗毒性，不可用士的宁。必要时导尿，其他对症治疗
细辛	①直接作用于中枢神经系统，最终可因呼吸中枢完全麻痹而致死。对肺脏的病理损害最为严重。②常可出现头痛、呕吐、烦躁、出汗、口渴、烦躁不安、面赤、呼吸急促、脉数、瞳孔散大、体温及血压均升高。严重者可出现牙关紧闭、角弓反张、意识不清、四肢抽搐、尿闭，最后因呼吸麻痹而死亡	（1）中毒后立即催吐，洗胃，服用蛋清、乳汁或通用解毒剂，静脉输液内加维生素C。（2）对症治疗：①惊厥、痉挛：安定或安宫牛黄丸。②尿闭：导尿或口服氢氯噻嗪

考点 2 ★★★　中成药的不良反应

	不良反应	用药指导
壮骨关节丸	皮疹、瘙痒，恶心、呕吐、腹痛、腹泻、胃痛，血压升高，肝损害	①建议患者应严格遵医嘱用药，避免大剂量、长期连续用药；一旦出现纳差、尿黄、皮肤黄染等症状应及时停药就医。②肝功能不良或特异体质者慎用，定期检查肝功能。③30 天为一疗程，长期服用者每疗程之间间隔 10 ～ 20 天
克银丸	肝损害、剥脱性皮炎	①患者必须在医生指导下使用，严格控制剂量和疗程，避免超量、长期使用。②在治疗过程中注意肝功能监测。③儿童、老年人、孕妇及哺乳期妇女慎用；有克银丸过敏史、肝功能不全患者禁用；对其他药物过敏者慎用
白蚀丸	肝损害	①患者必须在医师指导下使用，严格掌握适应证和禁忌证。②避免超剂量、长期服用；同时，在治疗过程中注意肝功能监测。③儿童、老年人及哺乳期妇女慎用；孕妇、肝功能不全患者禁用
痔血胶囊	肝损害为主，另有腹痛、皮疹、过敏样反应、头晕、头痛	①患者应严格遵医嘱用药，避免大剂量、长期连续用药；一旦出现纳差、尿黄、皮肤黄染等症状应及时停药就医。②用药过程中密切监测肝功能，肝功能异常或特异体质者慎用。③服药期间勿食辣椒等刺激性食物

续表

	不良反应	用药指导
鼻炎宁颗粒	过敏性休克、全身过敏反应、皮疹	①严格按照说明书用药，对有药物过敏史或过敏体质的患者应避免使用。②首次用药及用药后 30 分钟内加强用药监护，出现面色潮红、皮肤瘙痒等早期症状应引起重视并密切观察，必要时及时停药并对症治疗
雷公藤制剂	粒细胞减少、白细胞减少、血小板减少、闭经、精子数量减少、心律失常等；严重者有药物性肝炎、肝肾功能异常、肾功能衰竭、胃出血等	①患者服用该类药物时，必须在医师的指导下使用，用药初期从最小剂量开始。②严格控制用药剂量和疗程，一般连续用药不宜超过 3 个月。③用药期间应定期随诊并注意检查血、尿常规，加强心电图和肝肾功能监测。④儿童、育龄期有孕育要求者、孕妇和哺乳期妇女禁用；心、肝、肾功能不全者禁用；严重贫血、白细胞和血小板降低者禁用；胃、十二指肠溃疡活动期及严重心律失常者禁用。老年有严重心血管病者慎用
珍菊降压片	消化系统表现为肝功能异常、黄疸、胰腺炎等；精神神经系统表现为头晕、视物模糊、运动障碍、麻木；皮肤及附件损害表现为剥脱性皮炎、全身水疱疹伴瘙痒等；代谢和营养障碍表现为低钾血症、低氯血症、低钠血症	①注意用药剂量，与含有盐酸可乐定、氢氯噻嗪和芦丁成分的药品联合使用时，应分别计算各药品中相同组分的用量，以避免药物过量。②防止撤药反应，停用本品时应在 2～4 天缓慢减量，以避免本品组分盐酸可乐定的撤药反应；如果已与 β 受体阻滞剂合用，应先停用 β 受体阻滞剂，再停用盐酸可乐定，避免与 β 受体阻滞剂序贯给药

续表

	不良反应	用药指导
复方青黛丸（胶丸、胶囊、片）	腹泻、腹痛、肝炎、肝功能异常、头晕等；严重者临床主要表现为药物性肝损害和胃肠出血	①患者在医师指导下严格按照说明书用法用量用药，用药期间注意监测肝生化指标、血象及患者临床表现，若出现肝脏生化指标异常、便血及腹泻等，应立即停药，及时就医。②孕妇和对本品过敏者禁用，肝脏生化指标异常、消化性溃疡、白细胞低者禁用
维C银翘片	皮肤及附属器损害，表现为全身皮疹伴瘙痒、严重荨麻疹、重症多形红斑型药疹、大疱性表皮松解症；消化系统损害，表现为肝功能异常；全身性损害，表现为过敏性休克、过敏样反应、昏厥；泌尿系统损害，表现为间质性肾炎；血液系统损害，表现为白细胞减少、溶血性贫血	①维C银翘片为中西药复方制剂，本品含马来酸氯苯那敏、对乙酰氨基酚、维生素C。对本品所含成分过敏者禁用，过敏体质者慎用。②服药期间不得饮酒或含有酒精的饮料；不得同时服用与本品成分相似的抗感冒药。③肝、肾功能受损者慎用；膀胱颈梗阻、甲状腺功能亢进、青光眼、高血压和前列腺肥大者慎用；孕妇及哺乳期妇女慎用。服药期间不得驾驶机、车、船，不得从事高空作业、机械作业及操作精密仪器。④建议严格按说明书用药，避免超剂量、长期连续用药，用药后应密切观察，出现皮肤瘙痒、皮疹、呼吸困难等早期过敏症状应立即停药并及时处理或立即就诊；出现食欲不振、尿黄、皮肤黄染等症状应立即停药，及时就诊，并监测肝功能

考点3 ★★★　中药注射剂的不良反应

	不良反应	用药指导	
		同	异
喜炎平注射液	全身性损害表现为过敏样反应、过敏性休克等；呼吸系统损害；皮肤及其附件损害；心血管系统表现为发绀等	①用药前详细询问患者的过敏史，过敏体质者慎用，老人、肝肾功能异常患者等特殊人群和初次使用中药注射剂的患者应慎重使用，加强监测。②严格按照说明书规定的用法用量给药，不得超剂量使用。加强用药监护，用药过程缓慢滴注，特别是开始30分钟内要密切观察用药反应，发现异常立即停药并采用积极救治措施	①对本品过敏者及孕妇禁用，儿童慎用。②严禁与其他药物混合配伍，谨慎联合用药，如确需联合使用其他药品时，应谨慎考虑与本品的间隔时间以及药物相互作用等问题
红花注射液	呼吸困难、胸闷、过敏样反应、过敏性休克、寒战、发热、心悸等		①对本品或含红花的制剂有过敏或严重不良反应病史者禁用，凝血功能不正常及有眼底出血的糖尿病患者禁用，孕妇、哺乳期妇女及儿童禁用。②长期使用者应在每疗程间留有间隔时间

续表

	不良反应	用药指导	
		同	异
清开灵注射液	以各种类型过敏反应为主，严重过敏反应包括过敏性休克、急性喉头水肿、过敏性哮喘、过敏性间质性肾炎	①应充分了解功能主治，严格掌握其适应证，权衡患者的治疗利弊，谨慎用药。②用药前仔细询问患者的过敏史，对使用该产品曾发生过不良反应的患者、过敏体质的患者，不宜使用该产品治疗。③应单独使用，禁忌与其他药品混合配伍；谨慎联合用药，如确需联合其他药品时，应考虑间隔时间以及药物相互作用等因素。④严格按照说明书规定的用法用量给药，不得超剂量、高浓度应用；用药期间密切观察，发现异常应及时停用，并及时采取救治措施	老年人、儿童患者应谨慎使用
双黄连注射剂	全身性损害；呼吸系统损害；皮肤及其附件损害；其他损害包括肝、肾功能损害等		①除临床必须使用静脉输液外，尽量选择相对安全的口服双黄连制剂，或采用肌注方式给药。②有咳喘病、心肺功能疾病、血管神经性水肿、静脉炎的患者避免使用该品

续表

	不良反应	用药指导
参麦注射剂	过敏反应如心慌、气短、胸闷、颜面潮红等；严重过敏性反应如过敏性休克、呼吸困难	①临床上应严格按照本品适应证范围使用，使用时务必加强用药监护。②对有药物过敏史或过敏体质的患者应避免使用。③孕妇及老年人慎用。新生儿、婴幼儿禁用。④本品含人参，不宜与含藜芦、五灵脂的药物同时使用
莲必治注射液	急性肾功能损害、皮疹、头晕、胃肠道反、过敏样反应等	①临床医生严格掌握适应证，加强对用药患者肾功能的监测。②避免与氨基糖苷类等有肾毒性药物联合使用。③对于老年人、儿童、孕妇、哺乳期妇女以及有肾脏疾患的患者应避免使用。④患者用药后出现腰痛、腰酸等症状，应立即到医院就诊，检查肾功能情况
炎琥宁注射剂	全身性损害主要表现为过敏性休克、过敏样反应、高热、乏力等；呼吸系统损害；皮肤及其附件损害；其他损害包括低血压、四肢麻痹、昏迷、药物性肝炎等	①医护应充分了解用药风险，严格掌握其适应证，权衡患者（尤其是儿童患者）的治疗利弊，应谨慎用药。②严格按照说明书规定的用法用量给药，不得超剂量应用，尤其是儿童患者；用药期间密切观察，发现异常应及时停用炎琥宁注射剂，并及时采取救治措施。③用药前仔细询问患者的过敏史，对曾发生过本品过敏反应的患者应禁止使用，其他过敏体质患者应谨慎用药，如需用药，应在用药过程中对患者进行密切监测

续表

不良反应		用药指导	
		同	异
穿琥宁注射剂	全身性损害主要表现为过敏性休克、过敏样反应、发热、寒战等；呼吸系统损害；皮肤黏膜损害；其他损害包括血小板减少、紫癜、急性肾衰竭	①临床应用时务必加强用药监护，并严格按照本品适应证范围使用。②对有药物过敏史或过敏体质的患者应避免使用，静脉输注时不应与其他药品混合使用，并避免快速输注	建议医护人员应全面权衡用药利弊，严格掌握适用人群，慎用于儿童
生脉注射液	全身性损害主要表现为发热、寒战、过敏性休克、过敏样反应等；呼吸系统；心血管系统；皮肤及其附件损害		
香丹注射液	全身性损害主要表现为过敏样反应、过敏性休克、发绀、发热、寒战、晕厥等；呼吸系统损害；心血管系统；中枢及外周神经系统损害；皮肤及其附件损害；胃肠系统损害		特别是首次用药开始30分钟；发现异常，立即停药，采用积极救治措施
脉络宁注射液	呼吸系统损害；全身性损害；心血管系统损害		

第六节　中药不良反应监测与报告

考点★　药品不良反应监测方法和报告

1. 药品不良反应监测方法

（1）自愿呈报系统。

（2）集中监测系统。

（3）重点医院监测。

（4）重点药物监测。

（5）记录联结。

（6）记录应用。

2. 药品不良反应监测报告监管系统

（1）国家药品不良反应监测中心。

（2）省、自治区、直辖市药品不良反应监测中心。

3. 药品不良反应的监测报告范围

（1）新药监测期内的药品：应报告该药品发生的所有不良反应；新药监测期已满的药品应报告该药品引起的新的和严重的不良反应。

（2）进口药品：自首次获准进口之日起 5 年内，报告该进口药品发生的所有不良反应；满 5 年的，报告该进口药品发生的新的和严重的不良反应。

4. 药品不良反应的报告程序　药品不良反应监测报告实行逐级、定期报告制度。必要时可以越级报告。